LETTRES

SUR

L'HISTOIRE MÉDICALE

DU NORD-EST DE LA FRANCE,

———

Lorraine et Barrois. — Province des Trois-Évêchés. — Franche-Comté,
— Ardennes. — Haute et Basse-Alsace. — Duché
de Luxembourg. — Palatinat.

PAR EMILE BÉGIN,

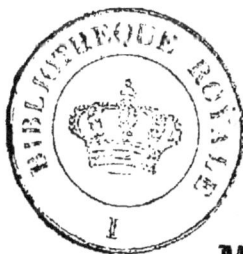

METZ.

S. LAMORT, IMPRIMEUR DE L'ACADÉMIE ROYALE.

1840.

PREMIÈRE LETTRE

A Monsieur

Le Docteur PARISET, Secrétaire perpétuel de l'Académie royale de Médecine de Paris, Médecin en chef de l'hospice de Bicêtre, membre du Conseil général de salubrité, Officier de la Légion-d'Honneur, Chevalier des ordres de St-Michel et de Charles III d'Espagne, etc.

PREMIÈRE LETTRE.

MON ESTIMABLE ET SAVANT AMI,

En lisant l'HISTOIRE DE LA MÉDECINE, par le célèbre Kurt Sprengel (I), vous aurez été frappé comme moi de cet immense trésor d'érudition germanique où la vie d'un homme s'est consumée presque tout entière ; mais en même temps vous aurez regretté d'y trouver peu d'ensemble et d'harmonie. Satisfait sur quelques points, vous n'avez pu l'être également sur tous, et vous vous êtes dit : « Quel dommage que Sprengel ait vécu cinquante » années trop tôt, et qu'il n'ait pas embrassé dans son » cadre les découvertes archéologiques des temps moder- » nes ! ces découvertes eussent éclairé sa route, complété » ses recherches, rectifié certaines inductions ; et la » postérité lui devrait l'un des plus beaux monuments » dont l'esprit humain aurait doté le monde.... »

Sprengel, obligé de peindre à grands traits, de généraliser les questions locales, de prendre pour points d'appui des livres souvent erronés, et d'interpréter les

faits comme on les avait interprétés avant lui, a commis,
par cela même, de grandes omissions et consacré beaucoup d'erreurs. Ainsi, pour ne parler que de ce qui nous
concerne, la médecine chez les gaulois, antérieurement
à l'invasion romaine, occupe trois pages dans une œuvre
de neuf volumes ; l'état de la médecine romaine intro-
duite parmi nos ancêtres, à la suite de la conquête, se
trouve à peine esquissée, et, s'il est question du moyen
âge, c'est d'une manière tellement superficielle et décou-
sue, qu'on serait tenté de croire que l'illustre écrivain
n'y a rien remarqué d'original, rien qui ne se rattachât
aux traditions grecques ou romaines. Peut-être cela tient-il
à la marche analytique suivie par Sprengel : étudiant la
médecine comme science plutôt que comme institution
sociale, il la suit dans les écoles, dans les livres, dans
les leçons des grands maîtres, et néglige cette partie matérielle, monumentale, qui sert de lien caché entre la
science et l'industrie, entre le moyen et le but, entre l'art
et sa pratique.

Le temps est arrivé, ce me semble, d'introduire dans
l'histoire médicale la haute philosophie réclamée par les
études actuelles ; d'en faire une science éminemment sociale, de la considérer dans ses rapports avec l'ordre
physique et l'ordre moral, avec l'individualité malade
et l'individualité politique. En parcourant les anneaux de
cette chaîne immense, depuis les gaulois jusqu'à nous,
on trouvera presque toujours un fait politique lié à un
fait médical, et l'on comprendra les destinées changeantes
d'un art institué par la nature même, mais livré aux
perpétuelles oscillations des grands intérêts sociaux.

Je n'ai point l'intention de corriger, encore moins de
compléter l'œuvre de Sprengel. Cette tâche serait au-
dessus de mes forces. Je veux seulement rassembler, sur

le nord-est de la France, toutes les données relatives
à son histoire médicale, et faire, pour notre pays, ce qu'il
faudrait entreprendre pour l'Europe entière, c'est-à-dire
envisager, d'un point de vue général, la science et les
institutions, l'homme avec ses idées, ses actes, sa pratique; la nature avec ses lois d'harmonie; enfin, la marche
complexe de la civilisation; le mouvement humanitaire
dans les rapports qui les unissent à l'art de guérir.

Vous, mon ami, qui vous occupez d'une manière si
distinguée, de l'histoire littéraire et de l'histoire dogma-
tique, qui avez parcouru le monde, évoqué la vieille
Egypte du fond de ses tombeaux, pour l'interroger sur
ses grandes révolutions, planté le laurier d'Hippocrate
sur des plages lointaines qu'infectaient des miasmes pes-
tilentiels; vous qui, de la chaire d'éloquence où vous
placent vos fonctions, descendez avec tant de bonheur
aux frais ombrages du pays natal (2), vous attachez trop
d'intérêt à notre chère Lorraine, pour que j'hésite de vous
en parler; surtout quand une question de localité comme
celle-ci se rattache aux destinées obscures, à l'histoire
incertaine d'un grand peuple qui ouvrit les voies de civilisation à travers lesquelles cent générations d'hommes
se sont avancées jusqu'à nous.

Terre inculte pour le commun des Celtes, terre féconde
et bienfaisante, sol classique pour leurs prêtres, la Gaule
présentait, il y a deux mille ans, d'une part, tout ce
que la nature a de sauvage, de rude au physique, d'im-
parfait au moral; de l'autre, tout ce qu'une civilisation
restreinte à quelques têtes, peut offrir de force et de
mystère. Tandis que le peuple Celte, adonné aux travaux
de la guerre, de la chasse et de la pêche, n'avait que
des idées d'indépendance féroce, ses prêtres, exempts
d'impôts et de charges publiques, menant au sein des

forêts une vie à part, conservaient les traditions avec un
scrupule religieux, et s'entouraient de mysticisme. Lé-
gislateurs, médecins, magistrats, poètes, chefs religieux,
politiques et guerriers, ils étaient tout : une foule de
disciples venaient à eux ; mais les études duraient un
temps infini. Quoiqu'ils connussent probablement la langue des Phéniciens et des Pélasges, avec lesquels ils
avaient eu des relations commerciales ; quoiqu'ils n'igno-
rassent sans doute ni la manière d'écrire, ni celle de
compter, et qu'ils eussent quelques caractères symboliques analogues aux signes des autres peuples primitifs,
ils ne faisaient que des leçons orales, afin de ne point
populariser la science, arme souvent dangereuse entre les
mains de la multitude *.

Leurs connaissances en astronomie, en géométrie, en
mécanique, en philosophie, en médecine, ne peuvent
plus aujourd'hui faire l'objet d'un doute ; seulement on
ignore si ces connaissances, liées à l'immobilité des dogmes, venaient de l'Orient, ou si le sol de la Gaule les
avait vues naître et grandir avec sa population. On ne
sait pas non plus l'époque précise à laquelle les Druides (3) sont devenus les héritiers politiques des prêtres
qui les ont dévancés, et dans quels rapports ont marché
deux cultes différents, l'un phénicien, pélasgique, selon
toute apparence ; l'autre né sur les rives de la mer Noire
et dans les monts Balkans, limite de séparation de l'Europe avec l'Asie.

Lorsque les armes romaines envahirent la Gaule, le

* Cæsar, lib. vi, cap. xiii : voyez l'édition d'Amsterdam, *cum notis
variorum ;* 1713, Ier vol., p. 216. — ΣΤΡΑ'ΒΩΝΕ ΓΕΩΓΡΑΦΙΚΩΝ
ΒΙ'ΒΛΟΙ ΕΓΤΑ ΚΑΓ ΔΕΚΑ, livre iv, pag. 215 ; édition d'Henri Petrus ;
in-fol., Basle. 1571. — Pomponius Mela, de Situ Orbis, lib. iii,
cap. ii, p. 32 ; *idem* de Fradin ; Paris, Pougens. XII-1804.

druidisme y dominait, dans la Grande-Bretagne plus qu'ailleurs *; mais les Celtes n'avaient pas entièrement abandonné pour cela les anciennes traditions religieuses, car on les retrouve vivantes en quelques points, et notamment dans le nord-est et le midi de la France (4).

Les prêtres gaulois se partageaient alors en trois classes, savoir : les *Druides* proprement dits, occupés de législation et de soins administratifs ; les *Eubages* qui étudiaient la nature, et les *Bardes* qui s'adonnaient à la poésie ainsi qu'à l'histoire (5).

Les Eubages connaissaient une grande quantité de plantes. Ils accordaient à plusieurs d'entre elles des vertus particulières que l'expérience n'a pas toujours confirmées **. Selon eux, le selage, *selago*, *lycopodium selago*, convenait dans presque toutes les maladies. Sa fumée seule guérissait les maux d'yeux ; mais il fallait, pour le cueillir, se laver les pieds, offrir du pain et du vin en sacrifice, prendre un vêtement blanc, se couvrir la main droite du pan de sa robe, et saisir de cette main la plante miraculeuse, sans employer d'instrument tranchant (6). La verveine, *ferfaen*, περιστερεών, *hierabotane*, *verbena* (7), développait l'intelligence, faisait naître le don de prophétie, conciliait les cœurs, dissipait la fièvre, la mélancolie, et guérissait une infinité d'affections morbides. Aspergeait-on, avec un rameau de cette plante, la salle où l'on mangeait, ceux qu'atteignait l'eau divine montraient plus de gaîté que les autres convives : les jeunes mariés assuraient leur bonheur en portant à l'autel

---

* Les Druides se rassemblaient dans l'île d'Anglesey. — V. Rowland. *Mon. antiqua restaur.*, sect. IX, p. 78, in-4° *Dubl.*; 1723 ; — V. aussi dom Martin, de la religion des Gaulois, t. Ier, p. 12.

** Strabon. géogr. lib. IV, p. 245. — Ammian. Marcellin. lib. XV, cap. IX.

nuptial un bouquet de verveine caché sous leur robe; on garnissait de cette plante les lits et les portes des maisons pour y appeler le repos et l'union des cœurs; elle chassait les génies malfaisants, garantissait de tout sortilège; aussi la donnait-on pour étrennes aux personnages distingués (8). A la vérité, certaines cérémonies devenaient indispensables pour que la plante conservât ses propriétés bienfaisantes : il fallait la cueillir à la canicule, le sixième jour de la lune, au lever de Sirius, avant que l'astre des nuits l'eût frappée de ses rayons. On faisait à la terre, nourrice du genre humain, une offrande de fèves et de miel; puis le prêtre, saisissant de la main gauche un couteau, creusait le sol autour de la plante, l'arrachait avec précaution, séparait, en trois portions, la tige, les feuilles, les racines, et les séchait à l'ombre. Telle a été la haute réputation de ce végétal que les Romains l'ont adopté comme divin; qu'il a presque toujours brillé dans les arts occultes, et que les charlatans de nos jours proclament encore ses vertus *.

Au reste, il est fort douteux que tout ce qu'ont dit les anciens de la *verveine*, puisse être rapporté à la même plante : généralement ils désignaient sous les noms de *verbenæ* ou *sagmina* tous les végétaux employés dans les cérémonies religieuses; les rameaux du pin, du myrte et du laurier, ont reçu cette dénomination dans un vers de Virgile :

> *Verbenasque adole pingues et mascula thura.*
>
> Eglog. vin, 65.

L'ellébore blanc, l'ellébore noir, ἐλλέβορος, *veratrum*

---

* On peut consulter Plin. hist., lib. xvi, cap. xliv; lib. xxii, cap. ii; lib. xxix, cap. iii; Petr. Valer., Hyerogl. — Dictionnaire des Sciences médicales de Panckouke, article *Verveine*, t. lvii, p. 356 et suiv. Cet article est dû à MM. Loiseleur-Deslongchamps et Marquis.

album et nigrum, *helleborus*, *melampodium*, décrits par Dioscoride, Pline, Mésué, etc. ; mais d'une manière trop imparfaite pour leur assigner un rang parmi les plantes médicinales connues des anciens, jouissaient d'une grande vogue en Asie, en Grèce, dans les Gaules et les états Romains. On administrait l'ellébore contre les névroses des fonctions cérébrales, la manie, l'épilepsie, l'hypochondrie, l'hydrophobie, contre certaines affections chroniques, telles que la migraine, la goutte, la sciatique, la lèpre, les maladies cancéreuses ; on le donnait pour commencer le traitement d'une grande fracture ou d'une luxation, etc.....; mais il convenait de fixer au déclin de la lune le temps de la médication elléborienne. Hérodote, Actuarius, Antillus, etc., donnent quelques formules où figure l'ellébore. Celui d'Anticyre et du mont OEta jouissaient d'une grande vogue ; venait ensuite l'ellébore de la Sicile (9). Tous les médecins de l'antiquité ont préconisé les admirables effets de ce médicament, tous depuis Hippocrate ont tracé avec un religieux scrupule la marche à suivre dans son administration *. Les Celtes, sous ce rapport, auront imité les Orientaux et les Grecs, mais une pratique conservée dans les Vosges paraît leur avoir été propre. J'ai vu les habitants de ces montagnes atteints d'épilepsie, de migraine et de fièvres spasmodiques, manger au déclin de la lune un gâteau triangulaire

---

* Schulze (Johan.-Henr.) *De elleborismis veterum*, dissert.; in-4°, Halæ 1717. Elle a été insérée dans le fasciculus dissertationum de cet auteur. 1743.

V. aussi Sam. Hahnemann. *De helleborismo veterum. Dissertatio historico-medica*; in-8°, Lipsiæ. 1812.

Petri Castelli *Epistola ad Joannem Manelphum et Aetium Cletum*, etc.....; in-4°, Romæ 1622. Ibid. 1628; *Epistola secunda de helleboro, in quâ confirmatur ea quæ in priore allata fuerunt*; in-4°, Romæ. 1622. Ibid. 1628.

connu sous le nom d'*ourikète*, et prendre le matin, à
jeun, une pincée d'ellébore en poudre mêlé à du miel
d'un essaim de l'année.

La *jusquiame*, νοσκυαμοσ, *δ'ιοσκυαμοσ*, *hyoscyamus, dios-
cyamus, belinunica, Apollinaris herba*, plante d'Apollon,
était considérée par les Grecs, les Romains et les Celtes,
comme jouissant de propriétés magiques, soit qu'on la prît
en breuvage, soit qu'on l'appliquât sur les plaies (10).

La samolée ou pulsatille, *samolum, pulsatilla*, qu'il
fallait cueillir à jeun et de la main gauche, sans la regarder,
possède une action vésicante utilisée par les Druides, et
dont l'usage se conserve encore à la campagne. On la
mettait aussi dans des canaux destinés à abreuver les
bœufs et les porcs malades.

Une foule d'autres plantes, de remèdes, de pratiques
bizarres ont conservé, chez les villageois, une puissance
traditionnelle inspirée par les Eubages; mais le gui de
chêne, *viscum* des Latins, était la panacée suprême (11).

A l'époque de la *nuit-mère*, nuit solennelle, destinée
à la célébration des grands mystères, le souverain pontif
des Druides envoyait ses mandements aux *vacies*, dépo-
sitaires sacrés des dogmes de la religion et de la philosophie. Ces prêtres, qui n'abandonnaient leurs forêts que
pour des objets d'une importance majeure, et par l'ordre
de leur chef, se mettaient aussitôt en devoir de parcourir
les provinces en criant à haute voix: *Au gui de l'an
neuf* (12). Le sixième jour de la lune, commencement
de l'année dans les Gaules, un immense concours avait
lieu dans l'une des plaines du pays chartrain où s'élevait
le chêne trentenaire dont le gui devait être détaché. Au
pied de l'arbre était un autel triangulaire formé de gazons
amoncelés, et décoré comme l'exigeait la solennité du
jour.

Le signal est donné; la cérémonie commence. Les Eubages ayant en lesse deux taureaux blancs dont les cornes n'ont jamais été liées, ouvrent la marche; les bardes viennent ensuite et célèbrent, sur leur lyre, les louanges de l'Être-Suprême, la gloire des héros, les vertus de la plante miraculeuse. Les novices, qui marchent après, sont suivis d'une espèce de héraut d'armes couvert d'un chapeau avec deux ailes, et portant à la main une branche de verveine entourée de deux serpents (13): c'est la personnification du Toth égyptien altéré, de l'Hermès des Grecs, de l'Hermann des Germains, de l'Erréamhon de l'Irlande, c'est-à-dire l'intelligence à l'état de révélation, le guide suprême, le messager de bonne nouvelle, bienfaiteur et guérisseur, le dieu par la pensée, l'homme par l'instruction qu'il va répandre. Les trois doyens du collége s'avancent d'un pas grave à la suite du héraut d'armes; le premier tient à la main un gâteau formé de pur froment; le second, un vase rempli d'eau; le troisième, une main d'ivoire attachée à une verge de justice. Ils précèdent le pontif-roi qui, revêtu de la tunique et de la robe blanche accoutumées, le front ceint d'une guirlande de chêne, marche entouré de vacies en grand costume, et suivi de la noblesse et du peuple. Voilà le pontif au pied de l'arbre divin : des cantiques se font entendre; il prononce quelques mots sacramentels, brûle du pain, verse des gouttes de vin ou d'hydromel sur l'autel, offre ensuite ces objets en sacrifice, les distribue aux assistants, monte sur le chêne, coupe le gui avec une serpe d'or, le jette dans la tunique, *sagum*, de l'un des prêtres, et redescend aussitôt pour immoler deux taureaux blancs que tiennent les Eubages : la cérémonie se termine par des hymnes et des prières dans lesquels on prie l'Être-Suprême de rendre le gui salutaire aux femmes stériles, aux animaux malades, et à quiconque aurait éprouvé les effets d'un poison. Chacun alors se sépare emportant avec soi un morceau de cette auguste panacée (14).

Au village de Saint-Quirin, au pied des Vosges, près du *Klein-Mann* (15), on croit encore se préserver d'une éruption cutanée connue sous le nom de *mal de Saint-Quirin*, en trempant une branche de chêne dans l'eau de la fontaine; usage qui se rattache évidemment aux recettes traditionnelles des Druides (16).

Ces prêtres, livrés à la magie, employaient tous les moyens d'imposer à la superstitieuse crédulité des peuples. Ils prédisaient l'avenir, distribuaient des amulettes; mais c'était surtout aux Druidesses qu'appartenait l'exercice de l'art médical *. Elles expliquaient les songes, recueillaient les plantes, préparaient les remèdes, veillaient les malades, secouraient les femmes en couches, pansaient les blessés. Un jour de combat, vous eussiez vu ces prêtresses, braver d'un front paisible, sous le patronage d'Egra-la-Bien-faisante (17), le danger des batailles; relever les guerriers tout meurtris, laver, de leurs mains délicates, le sang des blessures, et verser ensuite, sur ces plaies récentes, le suc, exprimé entre deux pierres, de l'*ache odorante* (18); de la *blanche achillée* ou *mille feuille* (19); du *rumex rouge, aux veines sanglantes* (20); de l'*actée azurée* (21); du *jaune hypericum* (22), etc...... Des chants agréables fortifiaient le moral du malade et contribuaient à sa guérison.

Ce que nous avons dit des Druides et des Druidesses, s'applique, à peu de chose près, à tous les chefs reli-

---

* Dom Jacques Martin. Relig. des Gaulois, t. 1er, p. 206; l'abbé Banier. La Mythologie et les Fables expliquées par l'histoire. Paris, 1738, in-4°, t. II, p. 643 et suiv.

gieux de la Germanie, dont le culte avait infiniment de rapport et d'analogie avec celui de nos ancêtres. Les prêtres germains, leurs femmes surtout, connues sous le nom d'*alrunes* * annonçaient les bonnes et les mauvaises nouvelles, se disaient interprètes du destin, et recouraient à des pratiques superstitieuses pour relever le moral des malades **. La *Mandragore, atropa mandragora* (23) dont la racine napiforme présente quelque ressemblance avec le tronc et les extrémités inférieures d'une figure humaine, occupait le premier rang parmi les plantes médicinales consacrées, et les cérémonies en usage pour l'arracher, ajoutaient à la haute opinion qu'on avait de sa puissance.

Il fallait tracer autour d'elle avec la pointe d'une épée, un triple cercle magique ; se boucher les oreilles avec de la cire, afin de ne point entendre le cri plaintif qu'elle profère en abandonnant le sol où elle végète ; prononcer des paroles obscènes, et danser pendant qu'un autre assistant attachait la plante miraculeuse à la queue d'un chien noir qui l'arrachait ***.

La mandragore servait ensuite à la confection des *alrunes* **** ou lares sanitaires, statuettes qui ne dépassaient jamais 0^m,50, qu'on lavait tous les samedis avec de l'eau et du vin, dont le vêtement renouvelé à chaque

* Ce mot paraît composé de *al, omnis, universus,* et de *runa, mysterium.*
** V. l'abbé Banier. La Mythologie, etc., t. II, p. 713 et suiv.
*** L'abbé Banier, ouvr. cité, t. II, p. 713-714. — Mémoire de Gleditsh inséré parmi les *Nouveaux Mémoires* de l'Académie des Sciences de Berlin. 1778, p. 36 et suiv.
**** On voit de ces *alrunes* dessinées dans les *Antiquités celtiques* de *Keysler* et dans le *Catalogue de la bibliothèque impériale par Lambecius.*

lune, était de laine et de soie, et qui prenaient place aux principaux repas domestiques *.

« Dès qu'on a le bonheur d'avoir chez soi ou sur soi
» de pareilles figures, dit l'abbé Banier, on se croit
» heureux; on ne craint plus aucun danger, et on en
» attend toutes sortes de biens, surtout la santé, car c'est
» principalement à cet usage qu'on les emploie. On les
» trempe dans de l'eau pour procurer la fécondité aux
» femmes stériles, et un heureux accouchement à celles
» qui sont grosses. Les maladies les plus rebelles aux
» remèdes; celles mêmes des bestiaux et des troupeaux,
» ne tiennent pas contre le prétendu spécifique. Le juge
» le plus contraire à une partie, change de sentiment en
» sa faveur, si elle a sur elle une de ces figures; mais
» ce qui est encore plus admirable, c'est que l'avenir n'a
» rien de caché pour elles, et qu'elles le révèlent, ou
» par un mouvement de tête, ou même quelquefois en
» s'exprimant d'une manière très-intelligible à leurs heu-
» reux possesseurs **. »

Derrière cette phantasmagorie se cachaient les prêtresses germaines dont les statuettes précitées, nommées comme elles, étaient la représentation symbolique. L'histoire nous les montre, dans la personne de Velléda, élevées au plus haut rang des inspirations humaines, puis tombées de chute en chute au rôle de fées nomades, de sorcières malfaisantes, empoisonnant les sources, les fontaines, et devenant les arbitres de nos maux, les messagères de triste nouvelle ***.

* Voy., pour plus de détails, *Gothifr. Christ. Rothii. De Imagunculis Germanorum magicis, quas alrunas vocant, etc.* Helmstadii, 1737, in-8°. — *D'Herbelot, Bibl. orientale*, p. 17. — *Bongars. Gesta Dei per Francos*, l. 1099.

** Ouvrage cité, p. 714.

*** Pour compléter et vérifier ce que nous avons dit des *alrunes-*

Indépendamment des fêtes du gui de chêne, qui, sous leurs apparences religieuses et médicales, cachaient toujours un but politique, il y avait, en chaque canton, des assemblées particulières auxquelles se rendait une foule considérable. Des sacrifices, des invocations, des chants, des pratiques médicales, et surtout beaucoup d'offrandes, constituaient ces fêtes populaires. Elles se célébraient, tantôt sur de hautes montagnes, au centre de vastes forêts, tantôt au bord des fleuves, aux sources d'eaux salées ou minérales. Telles ont été les hauteurs vosgiennes du Donon, du Climont, du Noirmont, de Sainte-Odille, les côtes riveraines de la Meuse, de la Moselle et de la Sarre, les marais salins du département de la Meurthe, et l'Ardenne, si célèbre par ses eaux magiques. Une fée y gardait un bassin où coulait l'onde de jalousie. L'Arioste, copiste des vieilles légendes, a placé dans cette forêt d'Ardenne (*Arduina*), qui venait jusqu'à Thionville, deux fontaines; l'une dont le liquide remplissait le cœur d'amoureux désirs; l'autre qui le glaçait et le préservait des inquiétudes de l'amour. C'est aussi dans l'Ardenne qu'il a mis les déités fantastiques, emblèmes des passions. De nos jours, les campagnards ne croient-ils pas encore à la vertu des eaux de St-Hubert, qui apaisent, dit-on, les funestes effets de la rage; et cette confiance utilisée par le christianisme, ne remonte-t-elle pas à certaines traditions antérieures?

Je terminerai ce que j'avais à dire sur la médecine du vieil âge chez les Celtes, en rappelant les propriétés merveilleuses de l'*anguinum* *, œuf magique dont les

---

prêtresses, voyez Diod. Sicil. lib. v. — Tacit. De Mor. German. — Keysler. Antiq. selectæ septent. et celt., 8°. Hannov. 1720, p. 456, 496, 499. — Bartholin. Antiquit. Danicæ, lib. iv, cap. i. (24).

* Plinii Hist. nat., lib. xxv, cap. ii.

3

vertus étaient admises par les Druides et les prêtres germains. Cet œuf, sorti de la bave des serpents, procurait gain de cause dans les procès, guérissait de la fièvre et préservait d'une foule de maux. Il a transmis ses propriétés divines aux œufs éclos le vendredi saint ; c'est-à-dire que les premiers missionnaires du christianisme ont combattu, chez des peuples barbares, une superstition par une autre (25).

Voilà quelques faits, mon estimable ami, mais il y a loin, de ces documents isolés, à un tableau satisfaisant sur les idées médicales de nos ancêtres. La matière manque et l'imagination ne doit pas la remplacer. Dans la lettre suivante, nous tâcherons d'interpréter les symboles et les traditions qui se rattachent à la régénération de l'espèce humaine. Peut-être ne trouverons-nous que là quelque ensemble et quelque harmonie dans la pensée des nations primitives.

NOTES.

(1) Histoire de la Médecine, depuis son origine jusqu'au dix-neuvième siècle. Par Kurt Sprengel; traduite de l'allemand, sur la seconde édition, par A. J. L. Jourdan, et revue par E. F. M. Bosquillon. Les sept premiers volumes, Paris, 1815, imprimerie de Lebegue; les deux derniers, Epernay, 1832, imprimerie de Warin-Thierry et fils. Ces deux derniers volumes comprenant l'histoire de plusieurs opérations de chirurgie, sont dus à Guillaume Sprengel, fils de Kurt. Ils offrent moins d'érudition que les autres, quoiqu'ayant été faits, en grande partie, d'après les manuscrits de Sprengel le père. Bosquillon n'a revu que les deux ou trois premiers volumes, la mort étant venue le frapper. M. Jourdan a choisi, pour le remplacer, M. Rhasis, professeur de grec; et M. Jourdain a traduit, en caractères européens, les mots des langues orientales.

(2) M. Pariset (Etienne) est né à Gran (Vosges), le 5 août 1770.

(3) La racine du mot Druide n'est pas le substantif δρυσ, chêne, mais plutôt dry, drys, substantifs bas-bretons qui désignent le même objet. Druïean, en langue galloise, signifie également chêne. Dans la biblique irique, les magiciens d'Egypte sont appelés draoithe na Hegipte, conformité d'expressions qui semble avoir la même origine.

(4) On peut, à cet égard, consulter nos discours sur l'influence des idées religieuses dans la construction des monuments des anciens peuples. Congrès scientifique de France, cinquième session.

(5) Les noms de Saronides et de Semnothées furent donnés aux prêtres gaulois par Diogène Laerce et Suidas.

(6) Legitur sine ferro dextrâ manu per tunicam, quâ sinistrâ exuitur velut a furante, candidâ veste vestito, pureque lotis nudis pedibus, sacro facto priùsquam legatur pane vinoque; fertur in mappâ novâ. Plin. lib. xxiv, cap. ii.

(7) *Ferfaen* est un nom celtique qui paraît venir de *fer*, charrier, et de *faen*, pierre, parce que les Gaulois supposaient à la verveine la propriété d'expulser la pierre ; περιστεριων est un mot employé par Dioscoride, livre IV, 60, pour désigner la verveine ; *hierabotane* se trouve dans cette phrase de Pline le naturaliste : *Nulla herba romanæ nobilitatis plus habet quam hierobotane.* Lib. xxv, cap. ix. La *Verbena, verbena supina,* confondue par Pline avec le *sulvia verbenaca,* lib. xxv, cap. ix, est rangée par Sprengel sous la dénomination ιερα βοτανη. On a dit que *verbena* venait de *verrere,* balayer, parce qu'on faisait avec elle des aspersions d'eau lustrale.

(8) *Strenam vocamus quæ datur die religioso, ominis boni gratia,* dit Festus.

(9) *Navigare Anticyras,* naviguer vers Anticyre, est un proverbe latin qui consacre le souvenir de l'emploi de l'ellébore contre la folie.

(10) Les Espagnols donnent à cette plante le nom de *Velenó, Belenó,* et les Hongrois la nomment *Belend,* mots dérivés, selon toute apparence, de *Bellène, Bellenus,* l'Apollon-guérisseur.

(11) Vigile a dit :

> Quale solet sylvis brumali frigore *viscum*
> Fronde virere novà, quod non sua seminat arbos,
> Et crocco fœtu teretes circumdare ramos.
>
> ÆNEID. lib. vi, v. 205.

(12) Une ballade Lorraine qui se termine par ces mots : *La bonne aventure au gué,* ou au *gui,* rappelle le cri des Vacies. En Picardie, au premier jour de l'an, les enfants des campagnes chantent encore *à gui l'an neuf,* et ajoutent *plantez, plantez,* pour souhaiter une année fertile. En Bourgogne, en Franche-Comté, dans la Beauce, la Bretagne, etc., les enfants demandaient leurs étrennes en employant les mêmes expressions.

(13) Des statues en pierre et des statuettes de bronze, portant une sorte de calotte avec deux ailes ont été trouvées dans le nord-est de la France.

(14) On peut consulter, sur la cérémonie du gui de chêne, Pline, livre xvi, chap. xliv ; les *Mémoires de l'académie royale des Inscriptions et Belles-Lettres,* et ceux de l'académie Celtique. Dom Montfaucon a fait dessiner, dans son *Antiquité expliquée,* un bas-relief d'Autun qui représente la cérémonie dont nous avons donné la description.

Selon Pline, le gui de chêne paraît avoir été très-commun de son temps ; *copiosissimum in quercu*, dit le naturaliste latin. Aujourd'hui, rien de plus rare que de le rencontrer. De Candolle, dans ses nombreuses herborisations, ne l'a jamais trouvé : beaucoup de botanistes français et étrangers n'ont pas été plus heureux. Le docteur Colbatch assure que de son temps deux personnes seulement avaient vu le gui de chêne en Angleterre. « J'ai beaucoup herborisé dans l'ancien pays » des Druides et en Normandie, et je ne l'ai jamais rencontré, dit le » docteur Guersent. J'ai vu seulement chez M. Mezaize, pharmacien à » Rouen, une branche de chêne, desséchée et garnie d'un gui que l'on » conservait comme une rareté, et qu'on avait coupée dans les en- » virons de Rouen. » De Candolle pense que la plante sacrée des Druides pourrait bien avoir été le loranthe d'Europe, qui se trouve en grande quantité aux environs de Pavie ; mais comment se ferait-il que cette plante eût disparu du reste de l'Europe, précisément à l'é- poque où, tombée en désuétude, elle devait y être plus abondante?.... Il est plus raisonnable de penser que le gui des Druides n'était autre que le gui propre au chêne ; que sa rareté ajoutait à son prix, et qu'ils employaient sans doute quelque moyen pour le perpétuer par la greffe. On peut voir, pour plus de détails, le *Dictionnaire des Sciences médicales*, t. XIX, art. *Gui*.

(15) Le *Klein-Mann*, petit homme, est situé dans l'ancien comté de Daschbourg, département de la Meurthe.

(16) Il existe peu de contrées aussi fécondes en monuments antiques, en traditions ou pratiques superstitieuses que cette partie de la chaîne vosgienne. Les fables du nord-est de la France semblent s'être réfu- giées là.

(17) Marchangy, dans sa Gaule poétique, t. 1er, p. 262, donne *Egra* comme la déesse médicale des Celtes. Cependant, nous ne la trouvons indiquée, ni dans le grand ouvrage de l'abbé Bannier, la *Mythologie et les Fables expliquées par l'histoire*, ni dans la *Mythologie de la Biographie universelle*, qui est peut-être la partie la plus complète et la mieux traitée de cet important ouvrage.

(18) L'Ache, *apium dulce* ou *graveolens*, persil ou céleri des ma- rais, formait une des quatre semences chaudes majeures des anciens. Toutes ses parties sont aromatiques, d'une saveur piquante, désagréable. On ne l'emploie plus aujourd'hui en médecine, mais le vulgaire lui accorde encore beaucoup de vertu.

(19) La Mille-feuille, *Achillea millefolium, montana*, etc., est tom-

bée en désuétude, malgré de nombreuses dissertations pour relever son mérite. Elle entre dans l'eau vulnéraire : le peuple la connaît et l'emploie comme les Druides, en la pilant et l'écrasant pour couvrir les plaies. Il la désigne sous le nom d'herbe au charpentier, d'herbe aux coupures.

(20) *Rumex floribus divisis ; Rumex floribus hermaphroditis ; Rumex floribus hortensis,* oseille ordinaire, oseille ronde, parelle ou patience sauvage.

(21) *Actæa raceis longissimis,* herbe de Saint-Christophe.

(22) *Hypericum floribus trigynis,* la toute-saine ; *hypericum vulgare,* le mille-pertuis.

Toutes ces plantes, hors de mode, sont relevées journellement par le peuple de leur discrédit scientifique.

(23) On fait dériver *mandragore* de μανδρα, étable, et de αγαυρος, nuisible, plante nuisible aux bestiaux. Pythagore l'appelle ανθρωπομορφον, Columelle *semihomo, vesano :*

> Quamvis semihominis vesano gramine fœta,
> Mandragora pariat flores mæstamque cicutam.   Lib. x.

(24) Bartholin nous a conservé le témoignage suivant de l'influence qu'exerçaient les *Alrunes* pour la délivrance des femmes enceintes :

> Biargrunas skalltu kunna
> Ef thu biarga willt
> Oc leysa kind fra konom
> A Lofa thaer skall rista
> Oc of lido speuna
> Oc bidia tha disir duga.

(25) J'ai traité cette question avec quelques détails dans une *Dissertation sur l'œuf du monde et les œufs symboliques,* adressée, en 1824 (3 juin), à l'Académie royale de Metz. Entre autres faits qui semblent assigner une origine *caucasienne* ou *danubienne* aux croyances superstitieuses attachées à l'œuf symbolique, nous citerons la cérémonie pascale présidée par le czar, chef militaire et religieux de la Russie. Le jour de Pâques, une grande parade a lieu devant le palais impérial ; chaque soldat reçoit un œuf colorié, symbole de force, d'unité, de régénération indéfinie et de bonheur. Le czar sort du palais, tenant à la main un œuf du même genre, s'approche des soldats alignés sur plusieurs rangs, embrasse le premier d'entr'eux et lui donne son œuf en échange du sien qu'il présente à un autre soldat, et ainsi de suite

de distance en distance. Des *houras* répétés se font entendre ; une messe solennelle consacre ces échanges et des conditions infaillibles de bonheur deviennent, assure-t-on, le partage des braves qui ont reçu l'œuf impérial.

Pour qu'une semblable cérémonie ait encore lieu de nos jours, il faut que son origine tienne à des racines bien profondes, à des convictions bien intimes ; il faut qu'un mystère tout entier repose dans ce gage mutuel d'un chef suprême et de son peuple. Je suis d'autant plus disposé à indiquer le druidisme comme point de départ des principales croyances attachées aux œufs symboliques, que ces croyances sont de plus en plus vivaces à mesure qu'on remonte aux sources du Danube et aux rives de la mer Noire, d'où les Druides paraissent être sortis pour envahir la Gaule.

DEUXIÈME LETTRE.

Si l'esprit, dégagé de ses préoccupations habituelles de ses études grecques et romaines, s'attachait à suivre, dans l'histoire des Gaules, le développement gradué des idées émanées du sol, il retrouverait l'origine d'une foule de croyances populaires, justifiées par l'hygiène, science, vieille comme le monde, et dont les prêtres d'alors, ou les chefs de famille, conservaient seuls la clef. A travers les importations de l'Asie, de l'Egypte et de l'Inde, à travers les usages et les croyances imposés par les intérêts commerciaux ou par la conquête, apparaîtraient une infinité d'habitudes indigènes que le temps et la civilisation respectent encore. Ainsi, les *divinités génératrices ou secourables* du nord-est de la France, si nombreuses et si peu connues, se trouvent groupées dans un système mythologique, tout à la fois solaire, artistique et médical, sous l'influence duquel le culte de nos ancêtres a subi de nombreuses modifications. Ce n'est donc

4

pas avec les idées exclusives des mythes grecs ou romains qu'il faut les étudier, mais avec les principes religieux infiniment variés qui partageaient le domaine intellectuel du monde. Une appréciation juste, une analyse exacte des divinités secourables, les premières que l'humanité souffrante dut invoquer, est peut-être la voie la plus sûre pour arriver à une connaissance moins vague des mœurs de la Gaule primitive.

Les agents physiques de la nature, les astres, considérés comme protecteurs ou ennemis de l'humanité, se rencontrent partout dans la mythologie obscure et matérielle des peuples primitifs. Le *Soleil*, la *Lune*, la *Terre*, en occupent la sphère la plus élevée : et, lorsque la civilisation les fait descendre dans l'ordre des symboles, derrière une puissance immatérielle qu'on déifie, ils prennent alors, chez toutes les nations, des caractères identiques dont l'analogie prouve, avec évidence, que le développement humanitaire a dû suivre les mêmes voies sur les différents points du globe. Ainsi, dans les Gaules, le Soleil personnifié, se montre comme en Orient, tour-à-tour avec les attributs de *dieu-lumière*, *dieu-prophète*, *dieu-pasteur*, *dieu-lyre*, *dieu-médecin*.

Apollon dieu-lumière (1), dispensateur du jour, est l'âme du système planétaire, le roi des astres, le chef d'une heptade sacrée, figurée dans le ciel par les sept planètes, et sur la terre, par les sept jours de la semaine. Il conduit, il dirige les mondes; il parcourt sur un char l'immensité des cieux; il voit tout; il sait tout, puisqu'il donne la lumière; de là, son rôle de *dieu-prophète*, de révélateur suprême; de là ses points de contact avec le *Temps*, la *Destinée*, les *Parques*, etc. C'est du même principe que dérivent les fonctions pastorales d'Apollon, d'Appollon-berger aux cheveux d'or, échappant à l'em-

pire des signes équinoxiaux, et venant aux bords de
l'onde, dans les vallées fleuries, conduire un troupeau
fidèle. Apollon, revêtu d'une tunique légère, chargé d'un
riche carquois, maniant tantôt un arc d'argent, tantôt
une lyre, se rapproche singulièrement, sous ce rapport,
de *Diane-lune*, et semblerait son parède masculin, quand
encore d'autres faits n'établiraient pas cette liaison.

De l'Apollon dieu-lumière, dieu-prophète, dieu-pasteur à l'*Apollon dieu-lyre*, il n'y a qu'un pas; car le
soleil, centre autour duquel gravitent les mondes, est
un principe essentiel d'ordre et d'harmonie générale : le
prophète chante ses oracles; le pasteur guide ses troupeaux au son de la flûte ou de la lyre; la civilisation,
lumière morale, ayant les mêmes sources que la lumière
physique, marche au figuré, sous l'influence inspiratrice
et musicale d'Apollon. Les planètes, d'ailleurs, au dire
des anciens, ne rendent-elles pas chacune un des sons
de la gamme; l'univers de Pythagore n'est-il pas un vaste
heptacorde manié par Apollon? et, soit que ce dieu de-
meure au ciel, soit qu'il descende sur la terre, ne con-
serve-t-il pas toujours les mêmes goûts, la même influence
dans le monde? Dieu-musicien, il préside aux sciences,
aux lettres, aux arts, aux mouvements des corps célestes
et des corps animés, puisque tous obéissent à des lois,
à des accords réguliers, à des sympathies dont l'effet est
calculé : Apollon danse au son de sa propre lyre, en
même temps qu'il veille aux fonctions organiques des
créatures; et, dans ce dernier rôle, on le voit réunir en
sa personne des germes de fécondité, de force reproduc-
tive, de vie et de mort.

L'*Apollon secourable et guérisseur*, le seul que nous
ayons en vue, dédoublement du principe lumineux in-
carné, fut adoré sous les noms d'*Esmoun*, de *Baal*,

Péan, Soter, Alexicacus, Iatromantis, etc. ; il prit
des formes mithriaques, amoniennes, sérapidiques ; son
culte parcourut le monde ; les Celtes l'admirent sous les
noms de *Gran, Granus, Bellène, Beline, Belenus* ;
les *Velledas* germaines, les *Nornes* scandinaves, les *Fées*
gauloises devinrent ses interprètes ; nos ancêtres lui con-
sacrèrent le myrte, le genévrier, la jusquiame, le cyprès,
l'héliotrope, le lotos, le laurier parmi les plantes ; le coq,
l'épervier, le cygne, le griffon parmi les animaux : on
l'invoqua dans les affections graves, surtout dans les grandes épidémies qu'il était censé faire surgir du sein de la
terre ou modérer à son gré. Et remarquez encore ici l'i-
dentité frappante d'Apollon-médecin avec Apollon-Soleil,
car c'est l'astre du jour qui assainit les lieux en pompant
les vapeurs qu'il retient ou qu'il propage, qu'il fait tomber à l'aide des vents sur un pays ou sur un autre, et
dont l'action devient d'autant plus fatale que la chaleur
est plus vive. L'orient, source empoisonnée des miasmes
putrides, des affluves marécageuses qui, tant de fois, ont
affligé le monde, donnait, par cela même, à l'Apollon-
médecin, un caractère menaçant, un esprit avide de meur-
tres et de vengeances ; ses traits s'adoucissent en passant
par la Grèce ; mais il ne s'offre en aucun lieu, sous un
aspect aussi consolant, aussi rémunérateur, que dans les
montagnes du Caucase et le nord-est des Gaules.

La cité vosgienne de Gran, dont le nom rappelle le
dieu Celte *grann, granus*, qui fut honoré en Ecosse,
en Prusse, en Bavière, sur la rive gauche du Rhin, en
Alsace ainsi qu'en Lorraine (2), paraît avoir été, dans
notre pays, l'un des foyers du culte d'Apollon, consi-
déré comme dieu du jour, dispensateur suprême de tous
les biens, et comme divinité médicale ; car il y a la plus
grande analogie entre éclairer le monde, protéger la fructification, embellir la nature et soulager l'humanité.

Vers 1770, on découvrit à Gran une statuette en bronze, de 0^m,455 de hauteur, ayant un calathe sur la tête comme Sérapis, une barbe pointue, symbole de l'émission des rayons lumineux vers la terre, ainsi qu'on l'observe dans la statue hiérapolitaine; une lyre de la main gauche; un serpent de la droite. Certes, c'était bien Apollon dieu-soleil, dieu-lyre, principe d'harmonie, de musique céleste, mussagète ou grand conducteur des Muses, mais en même temps guérisseur. Le reptile sacré qu'il tenait à la main droite, indiquait d'ailleurs, d'une manière positive, qu'en reproduisant son image, l'artiste avait eu pour but de particulariser son influence médicatrice.

Les lettres grecques A R S gravées sur le piédestal triangulaire de la statuette, ne pouvant se traduire autrement que par le mot ΑϹέλιοϚ, abelios, abellio, dérivé du *Bel* assyrien ou de l'oriental *Baal*, ou du celtique *Belen, Beline,* désigne dans tous les cas, un Apollon-guérisseur identifié aux légendes solaires, mais se particularisant ici, d'une manière précise, par son nom et par son attribut* (V. Pl. II, Fig. 1).

L'au-gronne, eaux-gronne, aquis grannum, aqua granni, eaux de Grannus, petite rivière qui coule à Plombières, présente une identité nominale remarquable avec les sources d'Aix-la-Chapelle, appelées jadis *aquis grannum.* Cette dénomination commune, appliquée à deux localités où se trouvaient des eaux thermales, doit faire supposer qu'elles étaient sous le patronage de la même divinité, Apollon-Grannus, adoré simultanément sur les rives du Tibre, du Rhin et de la Moselle.

* Voyez G. Vossius et Mone (Gesch des Heidenthums in Nordl. Europa, t. II, p. 416. — Jos. Scaliger. Lectiones Ausoniam, t. I, p. 9. — Buttmann. Mythol. t. I, c. VII, p. 167, et 168 not.

L'Apollon-Bélénus, dédoublement de Sérapis ou de l'Apollon grec, dans sa haute acception; le même sans doute qu'Apollon-Grannus, paraît avoir donné son nom à différentes localités du nord-est de la France. Il y avait beaucoup de temples : la statue d'Abelios que nous avons citée, et le bas-relief découvert, en 1787, au village de Blénod-lès-Pont-à-Mousson, ne permettent pas de douter que cette divinité n'ait souvent pris, au sein des Gaules, un caractère topique particulier (3).

Le bas-relief de Blénod, malheureusement brisé, était d'une hauteur de 1^m,40, taillé sur un bloc de calcaire à gryphites. Il représentait Bélénus, la tête ceinte de lauriers, les cheveux couverts d'un calathe, drapé dans un manteau qui laissait à découvert les jambes et le tiers inférieur des cuisses, ayant une lyre à la main gauche, et tenant de la droite un caducée.

Les *rouelles*, considérées tour-à-tour comme monnaies et comme emblèmes, portent un caractère apollonien qu'on ne saurait méconnaître : elles figurent sur une foule de médailles, dans plusieurs bas-reliefs, sont unies à divers symboles du dieu-soleil, ou se montrent suspendues à la poitrine, au cou de certaines statues antiques; désignant, tantôt la marche uniforme d'Apollon-lumière, tantôt son influence secourable et médicatrice. Au grand nombre de rouelles trouvées sur tous les points de la France, je croirais volontiers que les Gaulois en portaient chacun une, comme nos pieux ancêtres, l'image du Christ, de Marie ou de leur patron; et qu'ils attachaient à ces rouelles, aux colliers qui les accompagnaient ordinairement, des idées de salut et de conservation (4).

Beaucoup d'autres monuments apolloniens ou solaires, auront été trouvés, à différentes époques, sur un sol aussi riche que le nôtre en objets d'antiquités; car Héro-

dian et Ausone s'accordent à dire que Bélénus, l'Apollon secourable des Gaules, recevait des Druides un culte
particulier (5). L'ignorance fait disparaître ces objets et
l'historien manque de base pour asseoir les idées qu'il
conçoit.

La *Lune*, sœur d'Apollon, appelée *Mona* par les Do-
riens, *Mon* par les Germains, *Nehalennia* par quelques
peuplades du nord de l'Europe ; confondue avec l'*Anaï-
tis* des Lydiens (6), l'*Anatis* des Perses ; désignée tour-
à-tour sous les noms de *Lyé* (7), *Laphria* (8), Ὄυπις (9),
Mylitta (10), *Aphœa* (11), *Britomartis* (12), *Luna*
et *Diana* (13), paraît avoir été, chez nos ancêtres,
l'objet d'un culte analogue à celui de la *Diane-lune* de
l'Etrurie et du Latium. On l'invoquait comme divinité
secourable ; soit qu'elle réglât le cours des astres, la marche des saisons ; soit qu'elle présidât au développement
des germes, aux mois de la fécondité, aux périodes
sexuelles, aux crises dans les maladies. C'était une génératrice suprême, une hermaphrodite adorée sous deux
aspects différents, mais s'offrant toujours avec le caractère d'une déesse voyageuse, vagabonde, poussée par
l'ardeur d'un prosélytisme nomade.

Je ne serais pas éloigné de croire que la Diane génératrice, reflétée dans la *Dia* sibérienne, la *Maïa* de l'In-
doustan, la *Bouto* de l'Egypte, l'*Ilith*, l'*Alitta* des Arabes,
la *Mylitta* des Assyriens et dans l'*Ilithye* grecque,
occupant trois empires, le ciel sous le nom de Lune,
l'enfer sous le nom d'Hécate, la terre sous le nom de
Diane ou Latone, eût pris son origine symbolique dans
le nord-est des Gaules, peut-être même sous le ciel
hyperboréen. Elle en sera sortie avec Apollon-Grannus,
Latone-Louve, et ce chœur de vierges devenues les ser-
vantes, les messagères fidèles de la nature fécondée.

La *Dia sibérienne* est un dieu triple ou *trimourti* * ;
et l'épithète de *trimorphos*, aux trois formes, donnée à
Diane par les Grecs **, résume avec une parfaite exactitude le triple rôle que jouait cette déesse dans l'univers. Les trois animaux qui lui étaient unis, spéciali-
sent d'ailleurs, chacune de ses fonctions souveraines.
Tantôt elle marche accompagnée d'un chien, symbole de
vigilance et de bonne garde, chien consacré sous les noms
de Cerbère et d'Anubis, chien gracieux et jeune, ςχυλαξ
quand elle chasse ; chien grave et méchant lorsqu'il
protège le domaine infernal d'Hécate, la Proserpine des
Hyperboréens : tantôt on la voit en société d'une louve
ou de plusieurs loups, d'une louve dont elle-même est
descendue, απισ λύχησ, λύχή ou λύχοσ, dit la légende
grecque, car la louve, le loup, la lumière, le soleil,
la lune, la civilisation bienfaisante se trouvent exprimés
l'un pour l'autre. Le soleil n'était-il pas appelé *Lycos,*
le loup ; l'année *Lycabas* ou course des loups ? Enfin,
l'Apollon-Bélénus ou guérisseur, la Diane génératrice ou
fécondante, n'apparaissent–ils pas tous deux sous les mythes hyperboréen et lycien avec le double caractère du
soleil ou de la lune, principes générateurs suprêmes, se
dédoublant pour prendre des formes purement médicales ?
Le loup, la louve ont presque toujours été dans les Gaules
le témoignage de l'action hygiénique des deux divinités
précitées ; et sans doute il faut trouver là les motifs de
vénération particulière que nos ancêtres montraient pour
ces deux symboles ; car ils les plaçaient volontiers sur
leurs monnaies, les sculptaient sur leurs monuments, et
les prenaient pour texte d'une foule de légendes.

* Note de Strahlenberg dans sa Description de la Sibérie.
** Virgile, Ovide donnent à *Diane* les épithètes de *Trivia, Tri-
formis, Tergemina.*

Tergiminamque hecaten, tria virginis ora Dianæ.   (Virg.)

La vache ou le taureau, troisième animal symbolique de Diane-lune, indique son action bienfaisante sur la terre, considérée d'une manière générale ; mais on a quelquefois spécialisé cette action en substituant aux signes tauroboliques l'image d'un chat, d'une belette, d'un ours, d'une biche ou d'un sanglier. Le sanglier, adoré des habitants d'Autun, de Langres et des Ardennes, semble avoir été particulièrement consacré à la vierge d'Ardenne, *Diana-Arduina*, qui offrait peut-être quelque analogie avec la *Diana-Ardoïnna* des Sabins.

Quoi qu'il en soit, la Lune descendue dans le vaste domaine des déterminations secondaires, a toujours été, pour les Gaulois, une vierge secourable et génératrice. On la retrouve à chaque pas ; son souvenir se perpétue par les dénominations locales (14), par des légendes populaires émanées de la même source. La plupart des anciennes chapelles consacrées à la vierge, et leur nombre est considérable, ont remplacé des autels élevés à Diane-lune ; autels en grande vénération, où les Gallo-romains se portaient en foule, et vers lesquels la superstition les attira long-temps encore. C'est ce qu'expriment ces contes populaires qui veulent que la vierge de Luxembourg, la vierge d'Arlon, la vierge du Rupt-de-Mad, la vierge de Saint-Mihel, etc. (15), aient quitté plusieurs fois leur chapelle pour regagner les lieux d'où les avait tirées le pieux stratagème des premiers évêques. Les vierges du vieux christianisme, au lieu de porter, comme Isis et Diane, un croissant sur la tête, symbole de la Néoménie, en tenaient un sous leurs pieds ; enfin, les offrandes qu'on leur faisait, les *ex-voto* dont leurs autels étaient décorés, les fêtes de Marie comparées aux fêtes de la lune, tout concourt à établir la plus parfaite identité entre le culte de Diane et celui de la mère du Christ.

5

En 1718, il a été trouvé, au village d'Annegray (16),
berceau de l'abbaye de Luxeuil, et de l'ordre de Saint-
Colomban, une Diane-lune en pierre, citée par Dom
Martin*, Dom Grappin** et par M. Marc***.

La ville de Metz possédait un temple de Diane, près
duquel se trouvaient des bains assez considérables pour
admettre qu'ils appartenaient au même monument religieux; mais on ne sait si cette Diane médiomatricienne
était une Diane génératrice et secourable ****. Je le croirais assez néanmoins, car l'autel de notre cathédrale devant
lequel les mères affligées apportent leurs enfants pour
les consacrer à Marie, autel respecté depuis des siècles,
et n'ayant pas, pour ainsi dire, changé de place, bien
que l'édifice ait subi de nombreuses modifications, couvre
à peu près le sacellum de l'ancien temple païen.

Un village au midi de Dôle porte le nom de *Saint-
Ylie*, appellation remarquable en ce qu'elle ne dérive
d'aucun martyrologe connu, l'église du lieu ne se trouvant
pas même sous l'invocation de ce prétendu saint que
Normand ***** et plusieurs autres antiquaires pensent être
Ilythie, déesse génératrice d'un ordre supérieur. En effet,
cette déesse nommée indifféremment par les Romains
Ilithyia, *Parta*, *Domina pariens*, se reflète dans les
noms de *Parthey* (17) et de *Dam paris* (18), aussi

* Religion des Gaulois, t. II., p. 114.
** Almanach historique de Besançon et de la Franche-Comté, pour
l'année 1785, p. 126–127.
*** Dissertation sur les monuments d'antiquité du département de
la Haute-Saône. An XIV, p. 26.
**** Voyez la grande histoire de Metz, t. 1er. Voyez aussi mon discours prononcé au congrès scientifique de Metz, 1857, sur l'influence
des idées religieuses. Section d'histoire, p. 73 et suiv.
***** Dissertation sur l'antiquité de la ville de Dôle, 1744, et supplément, 1746. V. la p. 124 de cette dissertation.

bien que dans celui de *Saint-Ylie*, communes voisines, liées entre elles par une forêt, jadis sacrée, qu'arrosaient les sources Apolloniennes de la Bleine*. Ajoutez à cela l'existence de plusieurs églises ou chapelles dédiées à la Vierge, à Notre-Dame de Bon-Secours ; la découverte d'un buste de femme creux et en bronze, dont les yeux se mouvaient dans l'orbite et dont la bouche ouverte servait au passage des oracles **, et vous ne douterez plus que le versant méridional des Vosges et les premières pentes du Jura, n'aient servi de domaine au culte des divinités génératrices primordiales (19).

Concluons des faits qui précèdent, qu'un mythe complet sur la puissance fécondante, l'action conservatrice et la germination indéfinie de la nature, se déroule parfaitement dans le nord-est des Gaules. Ce mythe, émané d'une sphère fort élevée, embrassant d'abord l'univers tout entier avec ses lois d'harmonie, devient applicable à chaque degré de l'échelle des êtres, et personnifie les fonctions physiologiques des plantes, des animaux et de l'homme lui-même. Ce sont les sciences naturelles et médicales à leur enfance, groupées sous des symboles généraux.

D'abord on voit *Latone*, mère des êtres, fécondatrice suprême, surgir des chaos, naître au sein des mers, dans l'eau primordiale, et recevoir une île hyperboréenne pour berceau (l'Angleterre, ou l'Ecosse, ou l'Irlande). Devenue grosse du monde ou de ses germes représentés par une Androgynie divine, elle se change en louve, part accompagnée de loups et de trois vierges hyperboréennes, Argé, Opis et Loxo, personnifications probables de la *conception*, de la *gestation*, de l'*accouchement*.

---

* La *Bleine*, ruisseau de *Belen* ou *Belenus*.
** Ce buste creux a été décrit par Normand. Ouvr. cité.

Certaines légendes veulent que Mercure lui ait servi de conducteur. La présence du messager de l'Olympe dans un mythe latonique me semble très-naturelle, surtout si l'on rapproche notre Mercure indigène de l'Hermès indien, fils de la grande accoucheuse, de *Maïa* la génératrice.

Quoi qu'il en soit, Latone arrivée dans l'île flottante de Délos, y accouche de deux enfants, Apollon et Diane; Apollon-Grannus, Abelios, Bélène, principe mâle, lumière mâle, premier dédoublement de l'amour-coït, fécondateur et guérisseur; Diane-lune, Artémis principe ou lumière femelle, second dédoublement de l'amour-coït, féconde, secourable et médécatrice à la fois. L'accoucheuse c'est Ilythie (20), venue comme Latone des îles hyperboréennes pour neuf aunes de rubans; les couches durent neuf jours; elles s'opèrent avec pompe, devant les trois vierges précitées, secondées par les Perphères qui achèvent l'ouvrage d'Ilythie. Le poëte Olen*, coryphée des missionnaires hyperboréens, chante la délivrance, et consacre ainsi des hymnes qu'on entendait encore du temps de Pausanias, dans le sanctuaire de Délos **.

De l'union d'Apollon-Bélène, germe mâle, avec Diane-lune, germe femelle, dérive le mystère des reproductions successives que présente la nature, et ce mythe significatif, émané presque tout entier du nord-est des Gaules, rend de plus en plus probable l'opinion que nous avons émise au congrès scientifique de Metz, sur les rapports religieux de nos ancêtres avec les castes hyperboréennes ***.

---

* Il vivait quinze ou seize siècles avant Jésus-Christ.

** Pausanias, liv. x, ch. v.

*** V. la section d'histoire et d'archéologie du congrès de Metz, discours déjà cité.

Ils en avaient d'autres, non moins remarquables, avec les peuples voyageurs, envahissants par conquête ou par industrie, qui abandonnaient les plages cymmériennes pour des climats plus doux. Tels étaient les Cimbres, les Huns, les Teutons, venus par détachements au sein de la Gaule, avant d'y rouler comme l'avalanche, ou de s'y promener comme la tempête. Ces peuples occupaient déjà plusieurs contrées du nord-est de la France, lorsque César pénétra dans les Gaules ; et leurs croyances et leurs dieux y recevaient l'hospitalité.

Tels ont encore été ces barbares venus de la haute Asie, des montagnes du Caucase, des rives du Danube, peut-être même de la Perse ou de l'Inde, et dont nous venons de reconnaître les traces parmi les ruines de Soulosse (Vosges). Un monument des plus grossiers, haut de $0^m,77$ sur $0^m,60$ de large, représente une femme assise, les cuisses écartées, les parties génitales dans un état d'épanouissement, et devant elle un trou elliptique destiné sans doute à recevoir le fruit de la gestation. On ne saurait douter que cette femme ne fût une divinité génératrice ; mais quelle civilisation, grand Dieu, que celle d'un peuple à qui l'on est réduit de présenter des images aussi grossières pour frapper son intelligence obtuse !.... (V. Pl. I, Fig. 1.)

Plusieurs monuments semblables, appartenant peut-être aux mêmes peuplades, ont été découverts, il y a quelques années, dans la *mer de Fline*, étang des environs de Douai. Je ne sache pas qu'aucun archéologue ait eu l'idée de les décrire, faute de savoir en quel système mythique il fallait les grouper. Ces monuments, les uns en bois de chêne, les autres en fer de fonte et en bronze, représentaient des femmes nues, grossièrement exécutées, ayant une seule mamelle au milieu de la poitrine et les parties sexuelles très-prononcées. Nous donnons planche I, figure 2 et 3, les figurines en métal. On a lieu de regretter que les statues en bois, hautes de 2 à 2^m,33, soient tombées en pourriture lorsqu'on les retira du bourbier. Leur dessin confirmerait nos inductions sur les divinités génératrices primordiales de la Gaule.

Wodan, Woden, Woldanus, Mercure-Wodan, reflet palpable de l'Odin-Scandinave, souvent confondu avec Bélénus et Mercure, se rapproche singulièrement de ce dernier, et semble avoir été la divinité la plus répandue dans l'Armorique, la Séquanie et la Médiomatricie. On le trouve sous mille formes, avec divers attributs, en Alsace, dans les Vosges, sur les rives de la Moselle, de la Sarre, de la Meuse, mais principalement entre la Sarre-Rouge et la Seille. Dieu des sciences, des lettres, des arts et de toutes les industries, pensée personnifiée, Mercure, ou si l'on veut, Mercure-Wodan, est devenu souvent une déité secourable à laquelle les malades et les convalescents adressaient leurs vœux. Les inscriptions votives à Mercure, *pro salute,* sont nombreuses. Cette circonstance cependant ne suffirait pas pour l'élever au rang des divinités médicales, car, dans l'infortune, on se donne à tous les saints, comme jadis on se vouait à tous les dieux; mais il y a de particulier dans la destinée mythologique de Mercure au nord-est des Gaules, qu'il se trouve souvent lié avec Apollon-guérisseur, dans l'expression des mêmes vœux[*]: il existe même une inscription séquanienne en l'honneur d'*Apollon-Mercure* (21). Les Maltais adoraient Mercure sous la figure d'Apollon, et Macrobe, dit positivement que ces deux grandes idéalités fabuleuses se confondaient en une seule.

[*] V Schœpflin, *Alsat. illustr.*, p. 459-467.

L'ancien jubé de la cathédrale de Metz, détruit depuis la révolution, présentait, entre autres objets antiques, deux médaillons d'origine romaine, fort intéressants pour l'histoire médicale du pays. Dans l'un des médaillons se trouvait un homme nu, assis, une coupe à la main, avec des fioles et des plantes à ses pieds; dans l'autre figurait un Mercure également nu, et assis sur une sorte de banc que recouvrait un tapis; il tenait de la main gauche l'un des angles du tapis, et, de la droite un caducée. On ne remarquait d'ailes, ni au caducée, ni aux mains, ni aux pieds du Mercure; un bonnet pointu lui couvrait la tête. C'était sans doute Mercure-Bélénus ou guérisseur, tel que nous le représente un monument cité par Spon*; il avait guéri le personnage placé vis-à-vis de lui, lequel paraissait s'applaudir du choix qu'il avait fait d'un tel médecin.

Une inscription trouvée, en 1821, à Sion, *Semita*, département de la Meurthe, semble appartenir au Mercure-médecin dont nous parlons; mais il est lié, dans l'expression des mêmes vœux, à une divinité topique, *Rosmerta*, qu'il convient d'élever au rang des génies bienfaiteurs de la Gaule. Voici cette inscription:

DEO MERCVRIO

ET RO — MERTAE

CARAN....VS SACRI

PRO SALVTE VRBI

ET. FIL. V. S. L. M.

Deo Mercurio et Rosmertæ Caranuncius sacrificator pro salute urbis et filii, votum solvit lubens merito.

Caranuncius, sacrificateur, a élevé, de son plein gré, ce monument au dieu Mercure et à Rosmerta, pour le salut de la ville et de son fils.

* Recherches curieuses d'Antiquités. Lyon 1683, in-4°.

Ainsi, dans le second siècle de l'ère chrétienne, époque à laquelle remonte ce monument, il régnait, selon toute apparence, dans la ville de Sion, une maladie épidémique dont les ravages ont fait invoquer Mercure et Rosmerta. Depuis lors, la montagne de Sion, révérée des Lorrains catholiques comme elle l'était des Leucques, n'a point cessé d'attirer de nombreux pélerins qui vont y boire l'eau d'une fontaine miraculeuse.

Rosmerta paraît avoir eu des autels sur un territoire d'une assez vaste étendue, car on a trouvé, dans les ruines de Soulosse (Solimariaca) deux inscriptions votives en son honneur. Elles sont conservées au musée d'Epinal et doivent être publiées incessamment par M. Jollois, avec beaucoup d'autres antiquités Vosgiennes. Les voici :

MERCVRO ET

ROSMERT

CITVSMVS

SAMOTALI. FIL

V. S. L. M.

A Mercure et Rosmerta; Citusmus, fils de Samotalus a consacré volontiers, ce monument. (V Pl. IV, Fig. 1.)

MERCVRIO

ROSMERT

SACR

VICANI SO

LIMARIAC

Les bourgeois de Solimariaca ont consacré ce temple à Mercure et à Rosmerta. (V. Pl. IV, Fig. 2.)

On a lieu de penser que le sanctuaire des divinités secourables de Soulosse se trouvait à proximité de la fontaine de Saint-Elophe dont la réputation s'est conservée jusqu'à nous. Le caractère des inscriptions leur assigne une date correspondante au troisième siècle de l'ère chrétienne.

Les bénédictins auteurs de l'histoire de Metz, ont publié un monument très-curieux, découvert en 1755, à 6 mètres de profondeur, lorsque l'on creusait, rue Taison, les fondations de l'église des dames de la Congrégation*. Ce monument (Pl. II, Fig. 3), de forme cintrée, taillé en polygone inégal dans sa partie supérieure, consistait en une pierre de 0^m,29 de hauteur, 0^m,24 de largeur et 0^m,04 d'épaisseur, laquelle posait perpendiculairement sur une dalle longue de 2^m et large de 1^m,14. On n'a point trouvé d'inscription sur ces deux pierres, mais la plus petite présentait, à l'une de ses faces, un groupe de trois femmes exactement dessiné par les bénédictins, mais décrit avec de fausses attributions. Ils ont pensé que la divinité du milieu tenait de la main droite une patère, et, de la gauche une quenouille; que la divinité placée à droite portait deux fuseaux, et la troisième, à gauche, l'urne de vie et de mort, caractères, ajoutent-ils, qui ne permettent pas de méconnaître les trois Parques; d'autant plus que la tête à triple face sur laquelle s'appuie la divinité centrale signifie, selon eux, le passé, le présent et l'avenir.

Évidemment, nos doctes prédécesseurs ont fait une fable en voulant expliquer celle du bas-relief aux trois Parques. Il n'y a rien ici qui puisse personnifier des divinités génératrices, filles du destin ou de la nécessité; car, si l'on consulte les symboles mythiques du vieux monde, on voit les Parques considérées comme prophétesses, chanteuses, dispensatrices suprêmes des biens et des maux, présidant à la naissance aussi bien qu'à la mort, et liant, par un fil imperceptible, les instans

* V. Histoire de Metz, t. 1er, pl. VII, fig. 2, pag. 74 et suiv.

6

épars dont se composent toutes les existences humaines.
A Corinthe, les Parques étaient représentées voilées; en
Etrurie, on les offrait sous l'image de vieilles femmes
en longs manteaux ; à Rome, on a mis un livre entre
les mains de Clotho, un globe et un os radius entre
celles de Lachésis, et l'on a fait désigner du doigt, par
l'implacable Atropos, un gnomon marquant le terme de
l'existence*. Quelquefois, les Romains n'admettent que
deux Parques ; l'une qui file, c'est Clotho ; l'autre tenant
une baguette régulatrice des destinées, c'est Lachésis**.
Les trois Parques de la ville de Lyon avaient à la main
une pomme, symbole de fructification ; enfin, l'idéal
des Parques se composerait très-bien de trois nymphes
à visage sévère, mais régulièrement beau, différenciées
par la quenouille, le fuseau, les ciseaux ; portant chacune la couronne d'or, et se drapant d'un long voile....
Mais, pas un seul de ces symboles ne se rencontre dans
le bas-relief décrit par les bénédictins ; il est donc permis
de conclure, contrairement à leur assertion, qu'il ne
représente point les Parques. Il ne saurait désigner non
plus d'autres divinités génératrices, ni des déesses agricoles,
encore moins des déités guerrières. A l'expression bien-
veillante de leur physionomie, à la similitude de leurs
traits, à l'accord qui paraît exister entre elles, car elles
semblent mues par une seule et même pensée, je crois
devoir les prendre pour des divinités bienfaisantes, secourables et médicales. Effectivement, celle du milieu tient
à la main gauche une palme, ou la tige d'une plante
consacrée, plutôt qu'une quenouille ; de la droite, elle
présente le vase, la coupe où seront déposés les sucs
épurés du dictame. La nymphe placée à gauche, a plutôt

* Musée Pio-Clementi, ıv, 54.
** Même Recueil, ıv, 25.

l'air d'une garde malade, offrant très-prosaïquement une tasse de tisanne, que l'urne des destinées humaines ; enfin, la troisième porte à chaque main une bouteille en forme de lacrymatoire : si c'est une bouteille, celle qui se trouve à droite renferme sans doute une potion salutaire et désigne, par cela même, un traitement en activité ; tandis que celle qui est tenue de la main gauche, se trouvant renversée, indique une cure terminée, un succès obtenu. Si l'on veut au contraire, admettre deux lacrymatoires, et nous appuyons volontiers cette idée ; celui qui est à droite, rempli de larmes ou prêt à les recevoir, désignera la perte, la mort du sujet ; celui qui est à gauche, son salut, sa résurrection, la cessation de toute inquiétude et de tout chagrin : plus de larmes désormais, on a renversé le lacrymatoire.

Ces trois femmes sont vêtues à peu près l'une comme l'autre : cependant, les deux accolytes ont en avant un prolongement d'étoffe qui semble indiquer une ouverture à leur robe. Leurs cheveux, bouclés circulairement, par zones, comme ceux des statues græco-égyptiennes, sont surmontés, pour la nymphe du milieu, d'une couronne à trois feuilles déployées, formées par le lotus générateur ; pour celle à gauche, d'un diadème, et pour la troisième, d'une sorte de bonnet phrygien. La tête a trois faces identiquement semblables, servant de piédestal, a les cheveux disposés comme ceux de la triade divine, et semble désigner l'action spéciale, quoique multiple de cette triade ; savoir, la prophylactique, le traitement, la guérison, et, si l'on veut, l'invasion, l'accès, la convalescence ou la mort.

Les Grecs, les Gaulois de l'Asie-Mineure et les Celtes méridionaux admettaient, sous les noms d'*Hygie*, *Aceso*, *Iaso*, une triade médicale qui peut fort bien avoir eu la plus grande analogie avec la nôtre. *Hygie*, Ὑγιεία, en latin *Hygia*, *Hygea*, personnification de la santé (ὑγίεια), était souvent représentée avec un sceptre, une baguette, une palme d'une main et un vase de l'autre. Aceso, Ἄκεσο, d'Ἀκέσαι, guérir, présidait à cette médication hygiénique, insaisissable, qu'exercent les corps célestes et les phénomènes de l'atmosphère. Enfin, Iaso, Ἰάσω, d'Ἰάσθα, offrait la puissance médicinale elle-même, agissant par les remèdes. Ces trois grâces secourables, filles d'Esculape, semblent se refléter dans notre monument, qui remonte, sans doute, aux traditions grecques de l'Asie-Mineure, répandues sur le sol de la Gaule, par les colonies industrielles ou belligérantes. C'est une œuvre græco-celtique plutôt que romaine.

La déesse Hygie, que nous venons de grouper avec deux autres grâces médicales, était rarement adorée seule. Son culte se confondait volontiers avec celui d'Esculape, comme le prouve une inscription très-curieuse découverte sur les rives de la Moselle, aux environs de Coblentz, dans la contrée de l'Eifel, si riche en objets d'antiquité.[*]

FORTVNIS

SALVTARIBVS

ÆSCVLAPIO. HYG.

Q. VENIDIVS. RVF.

MARTIVS. MAXIM.

I. CALVINIANVS.

LEG. LEG. IM. : P.

LEG. AVG. PRA.

PROVINC. CI :: O

D....

Fortunis salutaribus, Æsculapio et Hygia Quintus

[*] Eiflia illustrata, etc., p. 567-568, pl. xviii, fig. 69.

Venidius Rufus, Martius Maximus et Calvinianus legatus legionis primæ, Martiæ præfectus legionis Augustalis, prætor provinciæ citerioris. O. D.

Aux destins salutaires, à Esculape et Hygie, Quintus Venidius Rufus, Martius Maximus et Calvinianus, légat de la première légion, préfet de la légion de Mars dite Augustale, préteur de la province rhénane citérieure.

Cette inscription est d'autant plus intéressante, qu'elle se rattache à notre pays, et localise le culte d'Hygie ainsi que celui d'Esculape, émanation charnelle d'Apollon.

Un groupe triade trouvé à Metz, il y a plusieurs siècles, dessiné par l'antiquaire Boissard; publié pour la première fois par Grüter qui l'avait vu dans notre ville, chez le président Batilly, où il logeait momentanément*; fut reproduit dans *l'antiquité expliquée* de Montfaucon**, dans Schœpflin***; dans l'histoire de Metz****; et devint le texte d'une foule de commentaires. L'interprétation nouvelle que nous donnons à ce bas-relief, l'encadre si parfaitement dans notre histoire médicale, qu'il ne saurait en être séparé sans nuire à l'ensemble mythologique de l'ouvrage. (V. Pl. III, Fig. 1.)

Il représente trois femmes d'âge différent, quoique rapproché l'un de l'autre. Elles sont debout: leur pose, leurs airs de tête ont de l'harmonie; on les juge pénétrées de la même pensée, réfléchissant à ce qu'un même acte s'accomplisse. Leurs cheveux, courts et relevés, en touffe onduleuse, à chaque région temporale, laissent le front dégagé; leur cou, leurs avant-bras sont nus; un double vêtement les couvre; d'abord, c'est une sorte de sagum

* Inscription, pl. cxii.
** V. Dom Montfaucon, t. 1er, pl. lxxxv.
*** Alsatia illustr., p. 478 et suiv.
**** Tom. 1er, p. 72 et suiv.; pl. vii, fig. 2.

qui descend jusqu'aux pieds ; puis, par-dessus, un manteau à manches échancrées, tombant en arrière pour la
divinité du milieu, et se retroussant latéralement pour
les deux autres. Ce costume est, à très-peu de chose
près, celui d'Hygie et de la déesse Salus, ressemblance
qui établit un premier point de rapprochement entre
ces deux divinités et les nôtres. La plus jeune de la
triade, placée à droite, porte la main gauche sous sa
robe, précisément aux parties sexuelles, la main droite
sur sa poitrine ; la seconde femme, placée à gauche,
un peu plus âgée que la précédente, tient une main à
la région utérine et montre de l'autre une fleur à demi
épanouie ; la troisième fait voir des deux mains cette
fleur très-bien ouverte, immédiatement au-dessus des
parties génitales..... La plus jeune des trois femmes,
vierge timide et modeste, n'a d'autre ornement que sa
pudeur ; le front de la seconde présente un petit fleuron,
lotus à trois feuilles, symbole de fécondité, de vertu
prolifique ; la troisième, au contraire, a les cheveux
couverts d'une calotte plus élevée que celle des accolytes,
et porte, au milieu du front, un médaillon d'une forme
ronde, signe de perpétuité. Remarquez encore qu'un
manteau relevé comme celui des deux statues latérales,
indique une action qui s'exécute immédiatement, un
fait qui s'accomplit, tandis que le manteau de la figure
du milieu, rejeté en arrière, signifie une attitude tran-
quille, un repos, le résultat d'un acte consommé. Enfin,
si vous vous pénétrez bien de l'expression différente des
trois femmes, vous verrez à droite une jeune fille, la
tête naïvement inclinée, fille chaste et pure, couvrant
de ses mains les charmes que lui a donnés la nature,
mais disposée à prêter l'oreille aux doux propos des
hommes ; chez elle, la fleur virginale est cachée, mais

elle n'en a que plus d'attraits ; à gauche, c'est une femme
déflorée dont les désirs se montrent à découvert, une
femme qui a connu, pénétré les mystères de l'amour ;
enfin la troisième, devenue féconde, revêtue du caractère
sacré de mère et d'épouse, a pris dans le monde son
attitude ; elle règne cette femme ; elle jouit de tous les
privilèges attachés à son sexe, quand il a rempli la
mission que lui impose l'ordre établi.

Ces observations posées, rien ne nous semble plus
naturel que de voir dans les trois déesses maires, un
groupe médical désignant le mystère de la génération,
partagé en trois actes distincts, la copulation, la fécondation, la génération ; ou bien, les trois âges de la vie
sexuelle chez la femme, puberté, jeunesse, âge mûr.
L'inscription dont le monument était surmonté, confirme
d'ailleurs notre opinion. On lisait :

IN

HONORE

DOMVS DIVI

NAE DIS MAIRABVS

VICANI VICI PACIS.

Les habitants de la rue de la Paix ont consacré ce
monument aux déesses maires, en l'honneur de la maison
impériale.

Or, ces déesses maires, qu'on les appelle Parques
ou Matrones, qu'on en fasse des divinités champêtres
ou domestiques, des vierges de bonne ou de mauvaise
nouvelle, n'étaient autres que des génératrices souveraines, ou de hautes puissances médicales, présidant
au développement de l'œuf humain, peut-être même
à celui de l'humanité si l'on veut agrandir la sphère
de leurs attributions.

Je dois à l'obligeante amitié de M. de Saulcy un dessin parfaitement exact du monument déposé au musée de Lyon et représentant les trois déesses maires (V. Pl. III, Fig. 2); monument précieux par son inscription puisqu'elle assigne un rôle médical à cette trinité symbolique. On y lit : MATR. AVG. PHLEGN. MED. , c'est-à-dire *Matrabus augustis phlegmonum médicatricibus*, ou *Matrabus augustis Phlegnius* ou *Phlegmius médicus*. Dans le premier cas, les trois maires seraient considérées comme ayant le privilège de guérir les phlegmons, les tumeurs inflammatoires et généralement sans doute les phlegmasies de tout genre; dans le second, leur rôle médical aurait moins d'étendue; elles se trouveraient simplement sous l'invocation d'un praticien gallo-romain. Aussi, je tiens plus à la première de ces versions qu'à la seconde.

Les trois déesses, vues de face, ont une coiffure à oreille et une draperie assez ample qui leur couvre tout le corps excepté les bras. Elles sont assises et tiennent sur leurs genoux des pommes ou des grenades. La déesse du milieu porte en outre de la main gauche une corne d'abondance. L'attitude uniforme de ces femmes, l'expression de leur physionomie, l'état de repos où elles se trouvent paraissent indiquer un acte accompli. Les grenades désigneraient-elles, par hasard, le principe mâle et le principe femelle isolés chez deux de ces déesses, puis réunis chez la troisième et donnant lieu à un troisième principe celui de la fécondation ou de la vie? Je hasarde cette pensée, attendant qu'une autre vienne pour la remplacer.

Le dessin d'un bas-relief des plus curieux, trouvé à Nasium et que vient de m'envoyer M. Denis, ancien maire de Commercy, semble destiné à compléter nos idées sur le rôle médical assigné par les anciens aux déesses

maires (V. Pl. V). Ce bas-relief sert d'ornement à un pilastre quadrangulaire (22), en pierre du pays, qui a deux
mètres de hauteur et trois décimètres de largeur à chacune
de ses faces. Le chapiteau, formé de feuilles d'acanthe, et la
sculpture placée immédiatement au-dessous, n'embrassent
que deux côtés, car le monument aura servi d'encoignure
dans la maison d'un médecin ou de quelque particulier
riche, désireux de perpétuer le sentiment de sa gratitude
envers les déesses maires.

Les sculptures, grossièrement exécutées, appartiennent
au troisième, peut-être même au quatrième siècle de
notre ère : elles sont surmontées d'une inscription gravée
dans la plate-bande du chapiteau, et présentent deux
sujets bien différents l'un de l'autre.

D'un côté, ce sont deux personnages, homme et femme,
debout dans une niche cintrée. L'homme est imberbe,
enveloppé d'un *pallium ;* ses cheveux sont courts ; il
touche de la main droite le cou de la femme placée
vis-à-vis de lui, pour compter, dirait-on, les pulsations
de l'artère carotide et donner les conseils que réclame
l'état de grossesse avancée de cette cliente. Elle est vêtue
de la *stola* surmontée d'un manteau appelé *polla,* et porte
sur la tête le *flammeum* ou voile du mariage, coiffure
qui s'avance en pointe au-devant du front, sans couvrir les
oreilles, et qui descend jusqu'à l'épaule gauche (23).

Au-dessous de ce bas-relief, on voit un enfant au berceau, entouré de langes qui ont la forme de notre maillot,
et derrière lui trois femmes, dont l'une est coiffée d'une
calotte qui semble ne faire qu'une pièce avec son manteau, tandis que les deux autres, plus jeunes, ont la tête
nue. Toutes trois regardent le nouveau-né : elles veillent
sur son avenir, et il y a lieu de présumer qu'on aura
voulu faire figurer les trois déesses maires dans l'accom-

7

plissement de l'une des principales fonctions qui leur étaient dévolues.

L'autre côté du pilastre représente, selon M. Denis, qui pourrait bien avoir raison en ceci : 1° la *Vertu morale* sous la figure d'une femme assise, la tête nue, sans colliers ni pendants d'oreilles, vêtue d'une robe longue et tenant de la main droite, sur le genou, un disque ou un globe. Derrière elle un enfant s'élève dans les airs, et sans doute, c'est le présage des heureuses destinées d'un être qui, né sous l'influence secourable des divinités génératrices, marche appuyé de la première des vertus. Quelques éclats dans la pierre, l'usure du temps, ne permettent pas de distinguer la partie gauche du bas-relief, ainsi que la tête et les bras du personnage sculpté au-dessous : M. Denis prend ce dernier pour symbole de la vertu physique, mais je ne vois en lui aucun des caractères de force et de puissance propres à confirmer une semblable idée. Ne serait-ce pas plutôt un Mercure ou un Bacchus, jeune, entouré de banderoles flottantes, voyageant par le monde et préparant les voies heureuses où l'enfant devenu homme devra marcher.

C'est probablement le même individu qui, passé de l'enfance au second âge de la vie, caresse un lièvre, symbole de la constellation d'Orion sous laquelle il a peut-être vu le jour ; ou bien le lièvre exprime la timidité, la docilité du jeune homme, sa disposition à écouter les conseils de ses parents, dont l'union matrimoniale se trouverait caractérisée ici par un animal cher à Vénus, selon Philostrate, en raison de sa vertu prolifique.

Une inscription gravée dans l'apophyge qui remplace l'astragale du pilastre est ainsi conçue :

I.M(A) | GOVNVS IN VC · III MVS

« La lettre **L**, dit M. Denis, pointillée au commence-
» ment de la ligne, est légèrement saillante sur l'original,
» bien que les autres caractères soient en creux. Par
» cette différence, on aura voulu marquer un égard
» respectueux pour la déesse du nom de laquelle cette
» lettre est l'initiale. l'**O** qui suit l'**M** enclave un petit **A**
» dans son centre ; une ligne perpendiculaire isole ce qui
» précède de ce qui vient après. Après le **C**, il y a un
» point, pour indiquer que ce n'est pas une lettre nu-
» mérale à joindre aux trois **I** qui lui succèdent. Enfin
» **MVS** est en minuscules. »

Cela posé, notre honorable ami traduit l'inscription de
la manière suivante :

*Lucinæ, mater ob adjutorium. Gonnus in quintâ
legione centurio III Triariorum, monumento* ou *meritò
votum solvit.* C'est-à-dire :

« A Lucine, une mère reconnaissante de son secours,
Gounus, centurion de Triaires dans la cinquième légion,
a rempli un vœu pour l'érection de ce monument (ou
bien) a rempli un vœu avec justice et à bon droit. »

N'ayant pas vu le monument nous ne pouvons ni infirmer,
ni approuver l'explication donnée par M. Denis. Elle ne
se rattache d'ailleurs que secondairement à notre objet,
car tout l'intérêt repose dans les bas-reliefs allégoriques
qu'elle accompagne.

Le culte des déesses maires, *matres, matronæ, mairæ,*
paraît avoir été très-répandu dans les Gaules et la Germanie.
Beaucoup d'inscriptions leur donnent les épithètes de Trévi-
roises, Médiomatriciennes, Gauloises, Lyonnaises, Nar-
bonnaises, Helvétiennes, Séquaniennes, selon les lieux où
elles se trouvaient adorées[*]. Si des recherches attentives

---

[*] V. Menétrier, Hist. consulaire de Lyon, p. 128 ; — Jo. Smith, in
Oppido Batavorum, cap. IX, p. 110 ; — Oudendorpius, in monumentis

venaient en aide de l'histoire, on découvrirait probablement leurs traces sur tous les points de l'Europe, car
le mystère de la génération, partagé dans les trois actes,
les trois temps qui le constituent, n'a pas manqué de
frapper l'imagination de tous les peuples, et de réclamer
des symboles identiques. Or, une triade féminine était
la plus naturelle, la plus palpable et la plus vraie des
personnifications (24).

Sans nous arrêter à l'opinion de Chorier et de Fabretti,
qui font des déesses maires un groupe de divinités champêtres ; sans nous arrêter davantage au sentiment de Keisler
qui voit en elles les femmes Druides, les prêtresses gauloises appelées sacrées par Plutarque et *matres familias*,
mères de la grande famille, par César ; nous remarquerons, tout en éloignant l'idée d'un mythe pastoral, qu'il
existe une certaine analogie entre les déesses maires et
la triade dont parle Saint-Augustin sous les noms de
Seia, *Segetia*, *Tutelina* ; *Seia*, protectrice du grain à
l'état de germination ; *Segetia*, auguste tutrice du germe
qui se développe en herbe, en épis ; *Tutelina*, gar-
dienne des trésors de la moisson. Les plantes n'ont-elles
pas leurs amours, leur évolution physiologique aussi
bien que les hommes, et la nature, dans ses créations,
tout en suivant des routes différentes, ne revient-elle pas
sans cesse aux mêmes principes généraux, aux mêmes
lois d'ensemble et d'harmonie ?....

Dom Martin, d'accord en cela avec le P. Ménétrier*,

Papen-Broekianis, p. 13, num. xii ; — Cannegieter in Brittenburgo,
p. 21 ; — Grüter. Inscript., p. 94 ; — Spon., Mélanges d'Antiquités,
p. 855 et suiv., éd. de Venise ; — Gisbertus Cuperus, in inscriptioni-
bus Apotheosi Homeri adjectis, p. 128, éd. de Venise ; — Keyslerus,
in Antiquit. Septentrion, etc.

* De la Religion des Gaulois, t. ii, p. 156 ; — Hist. consul. de
Lyon, p. 128-129.

regarde les déesses maires comme étant les trois Parques,
mais il s'empresse d'ajouter : « Quand nous avançons que
» les *Maires, mères, matrones* et *Dames* étaient les
» Parques, nous ne les regardons pas sous l'idée de ces
» divinités inflexibles et implacables, qu'on s'en forme
» quelquefois, et aux décrets désquelles les dieux n'étaient
» pas moins soumis que les hommes ; mais nous enten-
» dons trois déesses qui étaient sœurs, qui présidaient
» à la conception et aux enfantements, et décidaient
» de la longueur ou de la brièveté de la vie, du bonheur
» ou du malheur des personnes, et enfin des richesses
» ou de la pauvreté des familles, selon qu'on s'étudiait
» à les gagner. »

L'abbé Bannier réfute cette opinion par des phrases
plutôt que par des faits * ; dom Montfaucon, plus sage,
se borne à désigner les maires comme divinités topiques,
mais il les décrit avec une telle légèreté que sa peinture
se rapporte à un autre groupe ** ; Schœpflin, tout en
regardant les déesses maires comme des divinités champêtres, ajoute, d'après le monument trouvé à Lyon et cité
par le P. Ménétrier, qu'elles étaient également invoquées
comme divinités secourables *** . Ainsi, tout semble devoir
confirmer notre opinion. Quant à l'âge du groupe, il
appartient incontestablement à la belle époque de l'empire, car le dessin en est régulier, la draperie bien jetée,
l'expression spirituelle et finement saisie.

Priape, dieu Mysien, arbitre suprême de la volupté
pratique, phalle personnifié, se confondant avec *Eros*,
l'amour, et marchant presque toujours entouré de Pans,
de Satyres et de Silènes, êtres lascifs comme lui, qui

* Mém. de l'acad. royale des inscript. et belles-lettres, t. VII, p. 37.
** L'Antiquité expliquée. Supplément, t. Ier, pl. LXXXV.
*** Alsat. Illustr., p. 482.

semblent destinés à la propagation de ses doctrines, par les préceptes aussi bien que par l'exemple ; Priape, dont nous ne connaissons aucun sanctuaire dans le nord-est des Gaules, s'y introduisit néanmoins, selon toute apparence, avant l'invasion romaine, car son image, reproduite planche II, figure 2, existait autrefois dans le comté de Daschbourg, près de Saint-Quirin, pays qu'on sait avoir été occupé par les Triboques. Cette statue en pierre, haute de 1^m,20, ayant de longues oreilles, tenait le phalle de la main droite : le bras gauche se trouvant brisé, nous ignorons quel symbole pouvait s'y rattacher

Je ne sache pas que d'autres Priapes aient appartenu à notre pays*; mais le *phalle*, dédoublement ou personnification de cette divinité, s'est rencontré mainte fois dans nos fouilles. On en a trouvé plusieurs en ivoire et en bronze dans les ruines de Naix, de Scarpone, de Gran, de Metz et de l'Hiéraple.

Il ne faut pas croire, au reste, que *Priapus* et *Phallus* aient été, originairement, les symboles de voluptés obscènes, et qu'une société corrompue adorait en eux les organes de ses plaisirs. Ces idées pouvaient naître parmi des hordes belligérantes ou sauvages, au milieu des camps, au sein des forêts ; mais les classes instruites ne voyaient dans le dieu Priape, dans le dieu Phalle, dans la Vénus-plaisir, dont le piédestal était décoré de parties sexuelles en relief**, rien autre chose que les signes matériels de la génération.

* Au commencement du dix-huitième siècle, on a trouvé un Priape sur le mont Saint-Martin, entre Annegray et Faucogney.
** En 1824, j'ai vu à Nîmes un piédestal de cette nature.

NOTES.

—

(1) On ne sait si le nom d'Apollon est oriental ou grec : Celui que nous désignons en grec, sous le nom d'Apollon, s'appelle Ousiri (ou Haroéri ou Orus) en Egypte. L'histoire de ces trois personnifications solaires, génératrices, médicales est la même, aux localités près. Voyez Champollion jeune, Panth. Egypt. — Diodore de Sicile, liv. i, ch. xxv. — Macrob. Saturn., lib. i, cap. xxi. — Elian., hist. div., lib. i, cap. ci. — Plutarque, Is. et Osir., ch. xiii, xvi et xx. — Jablonski, liv. ii, ch. iv, p. 222. — M. Jomard (Ant. d'Edfou dans la Desc. de l'Eg., t. i, ch. v., p. 27). — Dupuis, Origine des Cultes, t. ii, p. 374 et suiv. ; iii, p. 528, éd. de Paris en 7 vol. — Fourmont. Réflexions critiques sur les hist. des anciens peuples chaldéens, hébreux, phéniciens, etc. ; 1755, deux vol. in-4°, t. i, p. 174 et suiv. — Partie mythologique de la Biographie universelle, t. liii, liv, lv. V. les articles Apollon, Osiris, Haroéri, Baal, etc.

(2) Les inscriptions votives à *Gran, Grann, Grannus*, sont peu nombreuses : Grütter n'en cite que neuf (t. 1er, p. 37 et 38) trouvées en Allemagne, en Ecosse et en Italie. Les deux suivantes, qui ne figurent pas dans le recueil de cet antiquaire, appartiennent particulièrement à notre histoire, la première ayant été trouvée dans le Haut-Rhin, près de Colmar ; la seconde, dans la contrée de l'Eifel (Rhin-et-Moselle).

APOLLIN GRAN

NOMOGOVNO

ARAM

Q. LICIN TRIO

D. S. D.

Apollini Granno Mogovno aram Q. Licinius Trio de suo dicat.

SCHOEPFLIN.

IN N DIL.....

APOLLINI GRANN.

NSC.... ATTIVS

In honore dilecti Apollini Granni nsc Attius.

V. Eckhart. De Apoll. Grann. — Jo. Daniel Schoepflinus. Alsatia illustrata, Celtica, Romana, Francica. II vol. in-fol. ; Colmariæ 1751,
t. 1er, tabula I et pag. 461. — Eiflia illustrata oder geographische und
historische beschreibung der Eifel von Iohan Friedrich übersetst, etc.,
von Georg. Barsch. Roln am Rhein ; 1824, in-8° de 576 pages, avec
21 planches. V. p. 568. Il est fâcheux que cet ouvrage sur la contrée
de l'Eifelt, rempli d'érudition et de recherches curieuses, soit dépourvu
de critique ; et!que ses planches aient été confiées à un artiste inhabile.

(3) Joseph Scaliger et Buttmann expliquent, dans notre sens, trois
inscriptions Apolloniennes, mais latines, trouvées à Comminges. Dom
Montfaucon, t. II, seconde partie de son Antiquité expliquée, p. 431,
dit que la Novem populani vouait un culte particulier à *Abellios*. M. de
de la Pilaye a découvert, dans l'église de Behuard, près d'Angers, une
pierre conique appelée *Belion* ou *Abelion*, ayant probablement servi
de piédestal à une statue du même dieu. Cette découverte se trouve
signalée par mon savant confrère Beaulieu, dans les mémoires de la
société royale des antiquaires de France pour 1839. Il existe à Garin
en Arboust, département de la Haute-Garonne, une petite église dédiée
à Saint-Pé, où l'on voit l'inscription suivante :

ABELIONI

DEO . FORTI . SVLPICII.

V. S. L. M.

Cette inscription transforme l'Abelios médical, en dieu fort, dieu
puissant, moins peut-être sous le rapport de la force physique que sous
celui de la force morale.

(4) On peut consulter, sur les *Rouelles,* la revue d'Austrasie, t. IV,
p. 264 à 272; p. 352 à 359. Ces deux articles, accompagnés de lithographies, sont dus, le premier à M. Dufresne, de Toul; le second à
M. Victor Simon, de Metz. Voyez aussi la revue de Numismatique et
la notice du savant Akermann.

(5) Belenum deum vocant indigenæ, magnâque cum religione colunt,
interpretantes Apollinem. Herodian., lib. VIII, cap. III. — Il existe

dans Grüter, t. 1er, p. 36, plusieurs inscriptions votives en l'honneur d'Apollon-Bélénus.

(6) Pausanias (In Achaicis) parle d'une Ἄρτεμις Λιμνάτις.

(7) Lyé est un mot en usage en Sicile, parce que ces insulaires croyaient devoir à Diane la guérison d'une douleur de rate qui régnait épidémiquement dans leur île.

(8) *Laphria*, épithète achaïenne, selon Pausanias.

(9) Οὖπις, Ὕπις, Οὖπις, Οὖπι ἄνασσα εὐῶπι. (Hymne du poète Callimaque sur Diane, vers 204.)

(10) *Mylitta, faciens parere*, terme d'origine phénicienne.

(11) *Aphœa*, terme employé à Egine :
Αφαια, ἡ Δικτυννα και Ἄρτεμις. Call., ouvrage cité, vers 198. חפיר
hhaffaia, signifie en hébreu fille de chambre, dame de service.

(12) Strabon, liv. II, range *Britomartis* au nombre des Artémides ou Dianes. D'après Hesychyus, Οὖμαρτις signifie compagne : ce devait être la compagne d'Apollon, adorée dans les montagnes de l'île de Crète ; *Nympha cervorum venatrix*, dit un vieil auteur.

(13) *Diana* est la contraction de *dea* et *Iana* ; *dìa, dea*, déesse ; *Iana*, nom sous lequel Varron a désigné la lune.

(14) Nous citerons Annegray (*Anna grata* ou *grates*) près de Faucogney, dans les Vosges ; le ru de *Mad*, ru de la *lune*, en patois ; Arlon, *ara lunæ* ; Lunéville, *villa lunæ* ; Mondorff, Monneren ou Mondren, Monbronn, Montenach, Munsthal, Monsberg, etc. Dans ces dernières localités, les villageois accordent encore à la lune une puissante influence médicatrice.

(15) Tels sont aussi, dans les Vosges, Sainte-Marie-en-Chanoi, Sainte-Marie-en-Chaud, Sainte-Marie-aux-Mines.

(16) Annegray était une ville du temps des Romains : *Erat tunc vasta Eremus Vosagus nomine, in quâ castrum erat dirutum olim, quod antiquorum traditio anagrates nuncupabant.*

(17) *Parthenos* était le surnom de Junon, de Minerve et de Diane, déesses qu'il faut confondre avec Isis, la génératrice, dès qu'il s'agit de la protection spéciale que le sexe recevait dans les maux de l'enfantement. Horace a dit dans son poème séculaire :

8

Rite maturos aperire *Partus,*
Lenis *Illithya,* tuere matres,
Sive tu *Lucina* probas vocari
     Seu genitalis
Diva : producas sobolem : patrumque
Prosperes decreta super jugandis
Fœminis, prolisque nova feraci
     Lege maritâ.

(18) V. sur *Damparis* l'almanach historique de Besançon et de la Franche-Comté, pour l'année 1785. Le mot *Dam* est souvent employé pour *saint ;* Dam-Marie, par exemple, village du Doubs, se trouve sous l'invocation de la Vierge.

(19) On peut, à cet égard, consulter un ouvrage fort savant intititulé : *Essai sur l'origine de la Séquanie, sur celle des contrées qui la composent, et des lieux qui en faisaient partie ;* par D. Monnier. Lons-le-Saulnier, Gauthier neveu, 1818. In-8º de 277 pages, avec carte et gravures. Il est à regretter que l'auteur ait souvent été beaucoup trop loin dans ses inductions étymologiques.

(20) *Illythie, Alitta, Mylitta* ont beaucoup de ressemblance avec la *Moulitta,* sage-femme des Hébreux. C'est la Junon-Lucine des Latins ; *Juno Lucina fer opem,* dit Térence ;

     Tu Lucina dolentibus
     Juno dicta puerperis.   CATULLE.

(21)
         APOLLINI
         MERCVRIO
         NORBANVS
         SINISSER. FE.
         S. I.

Apollini Mercurio Norbanus Sinisserus fecit suis impensis.

(22) Il a été trouvé au fond d'un puits, sur le territoire d'une ferme dite la Maimaison, dans un terrrain appelé le Roucher, entre Moutiers et Morley (Meuse). M. le docteur Humbert père, célèbre orthopédiste de Morley, qui possède ce monument, en a fait exécuter le dessin tel qu'il est reproduit par nous.

(23) Dom Montfaucon a donné, t. III., p. 59, Pl. XXIV du supplé—

ment de son *Antiquité expliquée*, le dessin d'un monument de Celia qui représente une femme dans le même costume.

(24) On conserve à la bibliothèque publique de Besançon, un autel en pierre, de forme carrée, dont nous ignorons la date et le lieu d'origine, mais qui doit appartenir à l'ancienne Séquanie. Ce monument porte l'inscription suivante :

MATRA

DVS SACR

VM OSCIA

MESSORI

ACIA VSA

M

D'autres monuments du même genre trouvés dans la basse Moselle, sur les rives du Rhin, dans le duché de Juliers, et tous consacrés aux déesses maires, sont décrits avec soin, je dirai même avec une érudition minutieuse, par le docteur Laurent Lersch. (*Centralmuseum Rheinländischer inschriften von Dr Laurenz Lersch. Bonn, beit habicht.* 1839, brochure in-8° de 72 pages, ornée de 2 lithographies.)
Voici ces inscriptions :

N° 1.

MATRONIS

AXSINGINEHIS

M. CATVLLNVS

PATERNVS

V. S. L. M.

Matronis Axsinginehis Marcus Catullinius Paternus votum solvit lubens merito.

N° 2.

MATRONIS

AFLIADVS

M. MARIVS

MARCELLVS

PRO SE ET SVIS

EX IMPERIO IPSARVM.

Matronis Afliabus Marcus Marius Marcellus pro se et suis ex imperio ipsarum.

Nº 3.

MATRONIS HAMA

VEHIS. C. IVLIVS

PRIMVS ET CIVLIVS

QVARTVS EX IMPERIO

IPSARVM V. S. L. M.

Matronis Hamavehis Caius Iulius Primus et Caius Iulius Quartus ex imperio ipsarum votum solvit lubens merita.

Nº 4.

MATRONI

AVMENAIEN

C GADINIVS

CASSIVS EX

IMPIPSARVM

Matronis Aumenaïenis Caius Gadinius Cassius ex imperio ipsarum.

Nº 5.

MATRONIS

ANDRVSVE

HIABVS

L SILVINIVS

RESPECTVS

V. S. L. M.

Matronis Andrustehiabus Lucius Silvinius Respectus votum solvit lubens merito.

Nº 6.

MATRONIS

RVMANEHABVS

SACR

LVITELLIVS

CONSORSEXPLO

LEG VI VICTR

Matronis Rumanehabus sacrum Lucius Vitellius consors exploratorum legionis sextæ victricis.

Nº 7.

MATRONIS

RVMNEHIS

ITEM AVLAITI

NEHIS. C. IVL

...TA :.: ISDD.

Matronis Rumnehis item Aulaitinehis Caius Iulius.....

Nº 8.

MATRONIS

VATVIABVS

NERSIHENIS

PRIMINIA

IVSTINA

PROSEETSVIS

EXIMPERIOIPLM

Matronis Vatviabus Nersihenis Priminia Iustina pro se et suis ex imperio ipsarum lubens merito.

Nº 9.

. . . .

VALLAMN |

HIABVS

IVLIA GENETI

F. LELLA

EX IMPERIO

Matronis Vallamnehiabus Iulia Geneti filia Lella ex imperio.

Le monument Nº 1, enclavé jadis dans l'église d'un village (Assing-hausen), a été décrit par plusieurs antiquaires. V. *Beibl. Zur Koln, Zeit.* 1829, Nº 15. — *Græff, grossherzogl. Antiq. zu Mannheim,* Nº 24. — *Laurenz Lersch. Centralmuseum,* p. 25 et 26.

Le monument Nº 2, indiqué par les auteurs précités, se trouvait dans l'église archiépiscopale de Cologne.

Le monument Nº 3 a été découvert à Altorf, dans le duché de Juliers, si l'on en croit un manuscrit de 1582, conservé aux archives de Cologne.

Ces trois autels ont absolument les mêmes caractères architectoniques et les mêmes sculptures que divers monuments gallo-romains, déposés au musée archéologique de Metz. Les trois déesses maires placées dans une niche cintrée, ornée de pilastres et voûtée en coquille, sont drapées et assises sur une espèce de chaise longue. La forme des lettres et la grossièreté du travail semblent appartenir au quatrième siècle de notre ère ; peut-être à la fin du troisième, mais pas au-delà.

Pour les monuments Nºs 4 et 5, nous renvoyons à l'*Eiflia illustrata,* Pl. x, et à l'opuscule du docteur Lersch, p. 28.

Les inscriptions Nº 6 et Nº 7, indiquées par Grüter, comme ayant été trouvées à Rumanheim, viennent au contraire d'Altorf, selon

Aldenbrück. Grüter, trompé par cette origine, veut qu'on lise *Romanehis*; mais Hüpsch traduit la légende par *Rummehis Amaviatinehis*; version qui se rapproche singulièrement du texte manuscrit en date de 1582.

Le monument N° 8 existe au musée de Manheim. Il a été trouvé dans le duché de Juliers, avec d'autres autels votifs aux déesses maires dites *Vaturiabus* et *Gavadiabus*. V. *Græff das Grossherzogliche antiquarium in Mannheim.* 1837, N° 24—34.

TROISIÈME LETTRE.

L'eau, considérée dans son ensemble comme principe élémentaire, fut l'objet d'un culte étendu. Les Persans, les Egyptiens, les Indiens lui ont élevé des autels ; et ses vastes profondeurs se sont peuplées d'une foule de divinités et de génies particuliers. L'Océan, le Nil, le Gange, le Tibre, le Danube, le Rhin tenaient un rang distingué parmi les divinités secourables de l'Olympe. Ils le devaient à de nombreux bienfaits, aux voies de communication qu'ils ouvraient au commerce, à l'abondance de leurs produits, à la fertilité des terres qu'ils baignaient, aux vents frais qui caressaient leurs rivages, et peut-être aussi à l'action dévastatrice des flots, quand ils avaient rompu les digues que leur impose la nature ; car l'homme se prosterne volontiers devant les objets qu'il redoute*.

* Voy. Banier. *La Mythol. et les Fables expliquées par l'histoire ;* in-4° t. II, p. 379 et suiv.

Les peuplades celtiques et germaines ont eu, pour les eaux, la même vénération que les nations orientales. Chez nos ancêtres, les rivières, les lacs, les fontaines, les ruisseaux, les moindres sources d'eaux thermales étaient divinisés et peuplés d'une foule d'êtres surhumains qui s'en partageaient l'empire. Ainsi la Moselle et la Sarre augmentèrent le nombreux cortège des filles de l'Olympe où se trouvait depuis long-temps la Seille dont les sources salées obtenaient l'encens des Druides. On vit figurer, dans le même ensemble de personnifications mythiques, sur les rives de la Moselle, le *Montnach*, ruisseau de la nuit lunaire (1); le ru de *Mad*, ruisseau de la lune (2); le *Suran* des Séquaniens, la *Bleine* * sa voisine, le *Doye de Huron*, qui traversait, comme cette dernière, des gorges et des forêts sacrées **; le ruisseau d'*Heria*, près de Moirans (3); le ruisseau du *Chêne*, près d'Orgelet ***; le *Revhérier* de la chapelle Volant (4), qui baigne quelques villages où le souvenir d'Isis Diane-lune s'est perpétué dans les dénominations locales et la coiffure des femmes ****. A Plombières, c'était l'*Eau-Gronne, aquæ granni*, dont nous avons parlé précédemment; à Luxeuil, le *Breuchin*, *Brixia, Brissia* ou *Bricia*, nymphe adorée tantôt seule, tantôt avec le dieu *Luxovius* qui présidait sans doute aux sources thermales de cette localité.

Une inscription trouvée à Luxeuil, à une époque reculée, et qu'on avait transcrite sur la couverture d'un ancien manuscrit de la bibliothèque des bénédictins de cette ville, était ainsi conçue :

* *Essai sur l'Origine de la Séquanie,* etc., p. 230 et suiv.; 240.
** Id. p. 180-181.
*** Id. p. 179.
**** Id. p. 204.

...SSOIO

ET BRICIÆ

DIVIXTI

VS CONS

TANS

V. S. L. M.

Lussoio (pour Luxovio) et Briciæ Divixtius Constans votum solvit lubens merito *. Divixtius paraît avoir été un patricien de la Séquanie, dont la famille était nombreuse, car ce nom se trouve sur plusieurs monuments du pays.

Une autre inscription relative à *Luxovius* et *Brixia*, et consacrée par *Caius Julius Firmarius*, se lisait de la manière suivante :

LVXOVIO ET BRIXIÆ

C IVL FIRMAR

IVS L V S M

Dunod, *hist. de l'église de Besançon*, II, p. 117; Caylus, *Recueil d'antiq.* III, 336; M. Marc, I, 193; D. Grappin, *Mém.* inédit *sur la ville et l'abbaye de Luxeuil*, p. 9; l'abbé Baverel, dans son *Recueil*; Perreciot, dans une *dissertation présentée au concours de l'académie de Besançon*, en 1763, ont interprété, de différentes manières, le vœu de *Julius Firmarius*. Perreciot n'hésite point à faire de Firmarius *Jules César*, parce qu'il était de *Firmaro***.

---

* V. *Affiches de la Franche-Comté*, 7 septembre 1781; *Mémoires et documents inédits, pour servir à l'histoire de la Franche-Comté, publiés par l'Académie de Besançon*. Besançon, 1838, in-8°, t. I, p. 147.

** *Mémoires et Docum. publ. par l'Académie de Besançon*, t. I, p. 146–147.

9

Enfin, une troisième inscription, mais dont quelques savants contestent l'antiquité, fut trouvée à Luxeuil, en 1781, au nord-ouest du grand bain actuel, et placée à l'hôtel de ville. Elle porte :

> DIVA AVXI
>
> BRICIA REG
>
> CÆ AVG
>
> COS
>
> TIB ET PIS
>
> DEDICATV
>
> TEMPLVM

M. Marc ayant rapporté cette inscription dans les *mémoires de la Société d'Agriculture de la Haute-Saône*, 1,192, adopte pour version : *Diva auxiliaris Brixia, régnante Cæsare Augusto, consulibus Tiberio et Pisone, dedicatum templum* (5).

Parmi les fontaines que le culte des gallo-romains a consacrées, nous citerons, à trois kilomètres de Metz, la source salée de Saint-Julien ; la Bonne-Fontaine dont l'eau ferrugineuse et les frais ombrages attirent encore, dans les trois premiers jours de mai, beaucoup d'amoureux pélerins ; la source de Saint-Thiébault-lès-Gorze ; la fontaine Apollonienne de l'Hiéraple dédiée à Sainte-Hélène, près du village de Freming ; l'onde sacrée de la déesse Dirona, immortalisée par l'inscription suivante :

> DEÆ DIRONÆ
>
> MAIOR MAGIATI.
>
> FILIVS.
>
> V. S. L. M.

A la déesse Dirona, le fils aîné de Magiatus a consacré ce monument de son plein gré. Dom Calmet, *notice de Lorr.* t. 1,48-49, sur l'observation d'un curé de Saint-Avold, transforme *Dirona* en *Féronia,* et met son temple, comme Virgile, au milieu des forêts, *viridi gaudens Feronia luco,* Æneid. lib. **VII**, v. 160. Mais *Dirona* est une déité topique secourable, une nymphe ondine appartenant sans doute à la mythologie gallo-romaine.

Au dehors du département de la Moselle, nous trouvons parmi les sources célèbres, les fontaines de Preny, de Hoff et de Saint-Quirin, dans la Meurthe (6); la fontaine de Saint-Elophe, près de Soulosse, arrondissement de Neuf-Château (7); celle du chêne, non loin de Bar-sur-Ornain (8); en Franche-Comté, la fontaine de Gujan, *Gurges Janæ,* à l'extrémité d'un faubourg de Dôle (9); celle du village de Goux (10); la sainte fontaine d'Epy ou d'Epiès (11), et tant d'autres eaux libératrices, dont l'énumération serait trop longue.

Chacune de ces sources possédait son génie particulier que les vierges ou les saints du christianisme ont remplacé; chacune avait sa statue, son sacellum, sa légende et son histoire fabuleuse conservée plus ou moins pure dans la mémoire traditionnelle des campagnards.

A bien plus forte raison en a-t-il été de la sorte pour les eaux thermales. Luxeuil, Bourbonne, Bains, Plombières, Niederbronn, Walsbronn, Bouxviller, Bleurville, etc., possédaient, comme tous les établissements de même nature, leur déité protectrice, leur temple et leurs prêtres-médecins faisant l'application des remèdes. Si les fouilles opérées jusqu'à présent dans ces diverses localités, ont fait découvrir peu de chose, cela tient aux malheurs des siècles écoulés, aux incendies, aux ravages des hordes barbares, à l'intérêt qu'avaient les premiers chrétiens missionnaires d'anéantir les objets qui pouvaient perpétuer l'idolâtrie; enfin, au goût tardif qu'on a montré pour les études archéologiques.

De toutes les sources thermales du nord-est de la France, Luxeuil (12) est la plus féconde en antiquités, celle où respire davantage le génie du peuple romain. On y a trouvé quantité de médailles gauloises, romaines et gallo-romaines, en or, en argent, en bronze; des monnaies consulaires, et surtout un grand nombre de Commode, d'Adrien, d'Antonin, de Gordien-le-Pieux, etc. Là, des salles élégantes, pavées d'albâtre et voûtées en tuf, recevaient dans leur vaste enceinte un peuple entier de baigneurs qui se livraient ensuite aux exercices gymnastiques sous un long péristile dont la colonnade s'étendait à plus de 400 mètres. On a déterré douze salles de l'hôtel des bains, les bases de la plupart des colonnes, des morceaux de frises, des chapiteaux sculptés en feuilles d'acanthe, ainsi que des pierres votives, des mosaïques, des tombeaux, des statues en pierre et en bronze, parmi lesquelles un Jupiter olympien*, un Mercure, etc. ciselés avec beaucoup d'art.

La ville formait, selon toute apparence (13) une ellipse longue d'environ 1 200 mètres dont les thermes occupaient le centre. Malgré les ravages des Huns et de toutes ces hordes barbares qui ont envahi la Gaule, Luxeuil possédait encore, à la fin du sixième siècle, quelques beaux restes d'une splendeur qui ne s'est jamais renouvelée depuis (14). Une rue dite *la rue des Romains*, traverse la ville dans toute son étendue et semble le dernier et triste écho de ses anciens habitants.

Plombières, petite ville située à 5 lieues d'Epinal, 3 de Remiremont et 24 de Nancy, dans une vallée profonde, quoiqu'elle dépasse d'environ 406 mètres le niveau de la mer, était trop voisine de Luxeuil, trop près surtout d'un *castrum stativum* établi en deçà de Remiremont,

* V. D. Monnier. *Essai sur l'Origine de la Séquanie*, p. 214.

pour que ses eaux minérales fussent demeurées inconnues
aux Romains. Ils paraissent en avoir tiré parti, car on
a découvert, à Plombières, de vieilles constructions, des
conduits cimentés, un égout, des fragments de statues,
des armes, des médailles, et même quelques inscriptions qui lèvent tous les doutes à cet égard. Rouvroy,
chargé par le duc Léopold d'inspecter les bains de cette
ville, rapporte, dans le traité qu'il a publié *, une
inscription votive qui consacre le souvenir d'une divinité
secourable, sous le patronage de laquelle se trouvaient
sans doute les eaux libératrices. L'inscription, gravée sur
une plaque de cuivre, en caractères assez informes, était
ainsi conçue :

DEÆO — NEPTVN.

IOVTISSIA

VESTINA

V. S. L. M.

*Deæ opitimæ Neptunianæ, Joutissia Vestina votum
solvit lubens merito.* A l'excellente divinité neptunienne,
ou fille de Neptune (c'est-à-dire nymphe des eaux),
Joutissia Vestina s'acquitta volontiers du vœu qu'elle avait
fait. Les mots DEÆ NEPTVNIANÆ, appartiennent à la basse
latinité, et les lettres se trouvaient gravées avec une telle
négligence, qu'on y reconnaissait la main d'un mauvais
ouvrier abandonné à ses propres inspirations, dans un
siècle peu éclairé. *Le grand bain* ou *bain des Romains*,
consacre, à Plombières, le souvenir de ces dominateurs
du monde. Mais, si l'on compare Plombières à Luxeuil,
sous le rapport des antiquités, on ne doutera point que
les eaux de cette seconde localité n'aient eu beaucoup

* *Petit Traité enseignant la vraie et assurée méthode pour boire
les Eaux chaudes et minérales de Plombières,* par le sieur de Rouveroy,
médecin à Plombières, natif du lieu. A Epinal; in-8°. V. p. 79.

plus de vogue que leur rivale dans les premiers siècles de notre ère. Ils la devaient à des principes plus actifs, reconnus depuis peu par M. Braconnot *.

Bourbonne-les-Bains, *aquæ Borvonis*, ville non moins célèbre que Luxeuil et Plombières, par ses eaux salines et thermales, s'élève, à 7 lieues de Langres, 13 lieues de Chaumont, dans la partie sud-est du Bassigny. Le sol de cette localité est riche en objets antiques. On y a découvert des pierres gravées, des médailles romaines, des inscriptions, des *ex voto*, des lares et des pénates en bronze, le tombeau d'un comédien romain, avec épitaphe distincte et le masque d'un singe.

Une inscription célèbre, trouvée dans Bourbonne, mal donnée par Grüter et Reinesius, restituée par Schoepflin, *Alsatia illustrata*, p. 14, traduite de cent manières différentes, et cependant très-facile à lire, consacre le nom de *Borvo*, divinité topique qui a probablement servi d'étymologie à Bourbonne. Voici cette inscription :

BORVONI TH

MONAE. C. LA

TINIVS. RO

MANVS IN

G. PRO SALV

E. COCILIAE.

FIL. EX. VOTO

Reinesius *inscript.* p. 176, a cru lire : *Borboni thermarum, deo, Mammonæ, ca. Latinius. romanus. in. gallia. pro. salute. codicillæ. uxoris. ejus. ex. voto. erexit.* Le père Lempereur, jésuite, a lu : *Borvoni*

---

* *Recherches sur les propriétés physiques, chimiques et médicinales des eaux de Luxeuil*; par Victor Reveillont. Paris, Bechet jeune, mars 1828; in-8° de 145 pages.

*titulum hunc Monæ Cajus Jatinus Romanus in Gallia
sup. consistens, pro salute Coccilæ filæ suæ, ex voto
posuit,* ou *poni curavit.* Dom Calmet, ouvr. cité, p. 149,
se rapproche bien plus du vrai par cette traduction :
*Borvoni. Thermonæ. C. Latinius. Romanus. in. Gallia.
pro. salute. Cocilæ. filæ. carissimæ. ex voto.* Malheureusement, la version de l'érudit bénédictin est fautive,
contraire au sens grammatical, et laisse beaucoup à désirer.

Dans l'explication de Reinesius, rien ne justifie l'emploi des mots *deo Mammonæ,* pour *Monæ* ou *Termonæ,
Latinius* pour *Latinus* ou *Jatinius, Gallia* pour la lettre
G qu'il double à tort, *Codicillæ* pour *Cocilæ, uxoris
ejus* pour *filæ.* — Dans le thème du père Lempereur,
les additions *titulum hunc.... in Galliâ superiorâ consistens,* ne peuvent servir qu'à faire mentir l'histoire
au lieu de l'éclairer. Pourquoi d'ailleurs substituer, sans
motif, *coccilæ* à *cocilæ?* Dom Calmet fait accorder
ensemble un substantif et un adjectif d'un genre différent,
Borvoni et thermonæ qu'il ne prend pas comme nom
propre ; et il voit *Gallia* dans la lettre *G*, quoique la
phrase *Romanus in Gallia* soit assez vide de sens.

Voilà trois interprétations qui ont couru le monde et
qu'on trouvait reproduites en cinquante ouvrages, lorsque
M. J. Berger de Xivrey a publié son excellente mono-
graphie sur Bourbonne*. Ce savant antiquaire voit dans
notre inscription deux divinités distinctes, *Borvo* ou
Apollon-Borvo et *Tamona* ou *Damona,* auxquelles
Caïus Jatinius Romanus ingenuus fait un vœu pour le
salut de sa fille *Cocilla.* Peut-être est-ce bien le véritable
sens ; mais j'en doute encore, quant à la nature de la
seconde divinité et à l'épithète *ingenuus.* Je lirais : *Borvoni*
ou *Borboni thermarum, Monæ, Caius Jatinius Roma-*

* *Lettre à M. Haze.* Paris, 1828.

nus in gaudia ou bien *in gratulatione, pro salute Co-
ciliæ filiæ ex voto.* Caius Jatinius, romain d'origine,
a fait vœu, dans la joie de son âme, d'ériger ce monument à *Borbo*, qui préside aux eaux thermales, et à
Monna, pour les remercier du salut de Cocilia, sa fille.
Au reste, je soumets humblement cette variante à M. Berger
de Xivrey, déclinant ma compétence devant la sienne.

Borbo et *Mona* sont ici deux divinités topiques absolument analogues à *Luxovius* et *Brixia.* Il pourrait
même se faire qu'elles représentassent un dédoublement
d'Apollon et de Diane-Lune, sous les noms d'*Apollo-
Borbo* et de *Mona*, la lune. *Cocilia* est un nom d'origine
gauloise avec désinence latine. Il se rencontre souvent
dans les inscriptions séquaniennes, surtout à Langres.
Probablement, Cocilia sera venue prendre les eaux à
Bourbonne, pour se guérir d'une aménorrhée ou de
quelque autre affection utérine, dont la guérison était
du ressort de *Borbo*, et de cette *Mona* bienfaisante qui
présidait aux fonctions menstruelles, comme la Lune-
Diane.

Je souhaite, sans y compter, que mon interprétation
soit la dernière, car il s'est élevé plus de contestations
et de disputes à cet égard, dit le Dr Isidore Bourdon [*],
que la table votive en question ne contient de caractères.
Entre autres difficultés équivoques, on trouve dans cette
inscription, à la suite d'un т isolé, au bout de la première
ligne, un malencontreux trou de balle qui a peut-être
inspiré plus de conjectures que la fameuse dent d'or, que
le cheveu miraculeux de Nisus ou les os souterrains de
Mammouth.

---

[*] V. l'ouvrage intitulé : *Guide aux Eaux minérales de la France,
de l'Allemagne, de la Suisse et de l'Italie;* seconde édition. Paris
1837, in-18, p. 438 et suiv.

S'il était bien évident que le T fût suivi d'un H, au lieu d'un éclat, on pourrait aussi traduire TH, par *thermario*, en s'appuyant de l'inscription suivante trouvée à Metz.

D   M

VIRINO

VERECVNDI. F.

THERMARIO.

Aux dieux mânes ; à Virinus, fils de Verecundus, baigneur, ou, *employé dans l'administration des thermes.* (Hist. de Metz, t. I, Pl. x, Fig. 1.) Seulement, l'épithète de *Thermario*, appliquée à *Borvoni*, serait prise dans une acception plus noble et plus élevée.

« On est loin aussi de s'accorder quant à l'étymologie du mot *Bourbonne.* Quelques écrivains, ayant lu dans Aimoin, *Vervona* au lieu de Bourbonne, en ont conclu que ce dernier mot venait de deux mots de la langue celtique ou slavone, *ver* ou *ber*, très-chaud, et *vona*, fontaine, comme qui dirait chaude fontaine. On n'a pas manqué ensuite d'étendre cette interprétation à Bourbon-l'Archambault, à Bourbon-Lancy, puis à la province du Bourbonnais, et à la famille même des Bourbons. » Des inductions semblables sont toujours plus fatales qu'utiles à l'histoire. Nous croyons devoir nous en tenir à l'opinion simple et naturelle qui fait dériver Bourbonne de *Borvo* (15) et compter parmi les autres titres d'ancienneté de ses sources thermales, les dénominations de *fontaine matrelle, fons matronæ* et *bain Patrice, balneum Patricii.*

Les sources de la ville de *Bains*, à 4 lieues de Plombières et 6 d'Epinal, paraissent avoir été courues comme les précédentes, dès la plus haute antiquité. Mais, jus-

10

qu'aujourd'hui, aucun ouvrage spécial n'a consacré leur
histoire d'une manière complète et satisfaisante. On a
trouvé, en 1750 et 1755, sur les rives du Baignerot,
ainsi qu'à l'origine des sources thermales de cette localité,
plusieurs constructions romaines qui servaient à la conduite
des eaux, et différentes médailles de Néron et de Vespasien.
Dom Calmet, *notice de Lorraine*, p. 62 et suiv., parle
de statues payennes qui se trouvaient incrustrées dans les
murs de l'église paroissiale. Peut-être était-ce des divinités
topiques et secourables.

Niederbronn, situé au pied de la pente orientale des
Vosges, dans une agréable vallée, où serpentent la rivière
de Falkenstein et la route de Bitche à Strasbourg, paraît
avoir été jadis comme aujourd'hui, le plus important
des établissements thermaux de l'Alsace *. A différentes
époques, on y a découvert des sculptures de divinités
payennes, des fondations romaines, un nombre immense
de médailles à l'effigie des empereurs Adrien, Antonin,
Marc-Aurèle, jusqu'à Théodose et Arcadien, et d'autres
objets curieux. Schœpflin ** cite ce pays comme très-
riche en antiquités romaines. Il parle d'un fragment de
colonne qu'une inscription consacrait à Jupiter, d'un
bas-relief de Minerve trouvés à Niederbronn. Un grand
autel déterré près des sources minérales, fut transporté
à Strasbourg; un autre, à quatre faces, représentait
Mercure, Apollon, Minerve, Hercule, ou peut-être des
divinités topiques méconnues. On rencontre fréquemment,
mais toujours à la profondeur de 2^m,27 ou 2^m,60 sous
le sol actuel, des traces de pavé romain d'une belle

---

* *Description de Niederbronn et de ses Eaux minérales;* par J.
Khun. Paris, Levrault 1835, in-8°, 240 pages, avec lithographie.
Cet ouvrage érudit est écrit avec élégance.
** *Alsatia illustrata;* t. I, p. 447, 461, 473; et t. II, p. 238.

conservation *. Très-souvent encore on découvre, dans la plaine de Gumbrechtshoffen, au Riésacker (16), à à Reichs-Hoffen, Nehweiler, Langensulzbach, etc., des médailles, des *ex voto*, des inscriptions et des bas-reliefs dignes d'intérêt. Il est très-probable, dit le savant Schweighœuser **, qu'une religion, dans laquelle Mercure tenait le premier rang, aura influé sur le grand nombre de témoignages de son culte, que l'on rencontre dans ces environs, et la quantité extraordinaire de monuments antiques de tout genre que fournit cette contrée, ajoute le même écrivain, tient peut-être, en partie, à ce que la population médiomatricienne a pu s'y maintenir plus qu'ailleurs en-deçà des Vosges (17).

Walsbronn, Valschbronn ou *Valsbronn*, c'est-à-dire, *fontaine des forêts,* est un village d'environ 1200 âmes, situé au pied d'une montagne, sur le ruisseau de *Schvartz-bach,* arrondissement de Sarreguemines, à 152 kilomètres de Metz. Une grande voie romaine aboutissait à cette localité que dominait autrefois un château fort, de construction très-ancienne.

L'eau minérale de Walsbronn, bitumineuse, assez riche en pétrole blanc, attira, depuis les premiers temps de l'ère chrétienne, jusqu'au 18e siècle, la haute société du pays. On y avait établi des thermes, comme l'attestent plusieurs inscriptions votives et beaucoup de médailles de Posthume, Marc-Aurèle, Constantin, etc., trouvées près de la source libératrice. En 1756, Dom Tabouillot

---

* Roesselin. *Des Elsœss und gegen Lotringen grentzenden was-gawischen gebirgsgelegenheit, und commoditeten inn Victualien und Mineralien : und dann der mineralischen wassern, sonderlich dessen zu Niderbronn,* etc. Strasbourg 1593. Bernhart Jobin, in-12 ; 255 pages avec figures de médailles imprimées dans le texte.

** Antiquités d'Alsace, article Niederbronn.

et Dupré de Genest étant allés à Walsbronn pour suivre
les travaux et les fouilles exécutés par Baligand, ingénieur
de Stanislas, ils en rapportèrent l'inscription suivante demeurée inédite jusqu'à présent :

D. APOL..... SIRO. Æ ET NYMPHIS LOCI

CENTONIVS L. DICAVIT EX VOTO.

*Deo Apollonio, Sironæ et Nymphis loci, Centonius
lubens dicavit ex voto.* Centonius a dédié ce monument,
d'après le vœu qu'il en avait fait, au dieu Apollon, à
Sirona, ainsi qu'aux nymphes locales.

Le nom de *Sirona* ou *Sironia* est nouveau pour notre
pays ; mais la rencontre de cette nymphe ne nous étonne
pas, car elle se trouve associée au culte d'Apollon dans
plusieurs inscriptions votives trouvées aux environs de
Rome, à Oppenheim et dans le Palatinat, qui touche,
comme on sait, à la Lorraine allemande. Sirona devait
présider, aussi bien que Luxovius et Borbo, à l'action
médicatrice des bains ; mais son culte présentait apparem-
ment un caractère moins local que celui de ces déités
Séquaniennes.

Au-dessus de Saint-Avold, vers l'orient, il existe une
source d'eau minérale que révèrent encore les campagnards. Cette source était sous le patronage de Diane-lune,
dont la statue, en demi-relief, haute de 2^m à $2^m,33$ se
voyait encore, mais mutilée et brisée, du temps de Dom
Calmet. Notice de Lorraine 1, p. 48.

Enfin, le village de Bleurville, près de Darnay, possédait aussi, du temps des Romains, un établissement
d'eaux minérales sur lequel M. Goury, ingénieur en chef
des ponts et chaussées, a fait de curieuses recherches.
On y a découvert un long bassin, au pied de la montagne,
des statuettes mutilées, et beaucoup de médailles du
bas-empire.

Il existe bien encore d'autres sources thermales dans le nord-est de la France, qui sont fréquentées depuis une époque reculée ; telles sont les eaux gazeuses de Bussang et de Contrexeville, dans les Vosges ; les eaux acidules ferrugineuses de Laifour, en Ardennes ; les eaux gazeuses de Sultzmatt, près du mont Heidenberg, etc... Mais, les peuples gallo-romains connaissaient-ils leurs propriétés ?

Si la Grèce a déifié les nymphes de l'Anigre pour les remercier de leurs eaux thermales (18) ; si la Provence a reconnu les bienfaits d'*Esterella*, déité des Voconces ou Ligures (Llœgres) (19) ; si la mythologie scandinave a consacré, sous le nom de *Laga*, les vertus des bains, nos ancêtres appréciaient également les sources minérales dont les avait dotés une nature bienfaisante.

L'histoire ne dit rien de très-positif quant à la manière dont ils en faisaient usage. Elle différait nécessairement selon le climat : et, ce qui tendrait à le prouver, c'est que, dans les pays froids, ils avaient établi, presque à toutes les sources, des cellules ou étuves sèches pour y provoquer la sueur. Ces étuves s'appelaient *Laconicon, laconica.* On les construisait ordinairement sous terre, en briques, en tuiles ou en pierres taillées avec soin. Schœpflin, le premier qui ait signalé la forme exacte des laconiques gauloises *, parle avec détails d'un monument de ce genre trouvé dans un bourg du Bas-Rhin, Bouxveiller. C'est, dit-il, un édifice carré, dont les murs présentent 5^m,20 de large, partagé en deux étages, dont l'inférieur contenait le feu destiné à échauffer l'étage supérieur. D'autres laconiques se trouvaient spécialement destinées aux bains de vapeur : on en a reconnu à Bouxveiller, Deux-Ponts, Walsbronn, où surgissent des eaux

* *Alsat. illustr.*, t. 1, p. 538.

minérales froides, tandis que Bade, Plombières, Bourbonne, Luxeuil, n'en ont pas présenté.

Selon toute apparence, les Romains avaient établi des
bains de vapeurs sulfureux sur les rives de la Moselle,
car Ausone a dit : « Comment décrire ces bains sulfu-
» reux construits le long du parapet du fleuve, lorsque
» le souffle de Vulcain condense, dans des canaux bien
» fermés, les flammes que l'ardeur du feu pousse au de-
» hors? J'ai vu des baigneurs, épuisés par d'excessives
» transpirations, préférer aux eaux froides des piscines
» ou des étangs voisins, les eaux courantes de la rivière :
» ils ne tardaient pas à s'y réchauffer en coupant les
» flots à la nage ».......(20).

Cette manière de se baigner, est absolument celle
qu'emploient les peuples du nord, et je ne serais pas
éloigné de penser que les Romains l'eussent prise des
Gaulois, plutôt que de leur en attribuer l'introduction
chez nous.

Au reste, l'usage des bains, simples ou composés,
chargés ou non de substances minérales, paraît avoir
été, de tout temps, fort répandu dans le nord-est des
Gaules. Les grandes villes telles que Metz et Trèves,
possédaient plusieurs établissements thermaux ; les petites
localités en avaient au moins un, et l'on rencontre peu
de temples, peu de palais qui n'offrent dans leurs dé-
pendances des salles destinées spécialement à prendre des
bains. Le marbre, le jaspe et le porphyre faisaient l'ornement de ces lieux somptueux. Le sénateur y venait
comme l'athlète, la femme du grand monde comme
la simple bourgeoise, des magistrats réglaient l'heure à
laquelle s'ouvraient et se fermaient les *balnearia* et de
nombreux esclaves étaient attentifs à concilier les règles
de l'hygiène avec les charmes du bien-être. Généralement,

dans les petites villes, les temples, les palais, on isolait les *bains* de la *palestre* qui eût exigé trop d'espace, mais on doublait les bains, par bienséance, afin que les hommes fussent séparés des femmes. Par la suite, les deux sexes se baignèrent indifféremment ensemble, et plus d'une fois ces palais érigés pour la santé publique servirent aux calculs de la volupté. Dans la Séquanie, indépendamment des bains d'eaux minérales dont nous avons parlé, on cite les thermes de Jallerange, Saint-Sulpice, Poligny, Dole, Moirans, Osselle, Vaudrey, Corre; Magny, Travers, Mandeure et Besançon; dans le pays des Leucquois, ceux de Toul, de Nasium, de Gran, de Scarpone et de Soulosse; dans la médiomatricie, les bains de Sarrebourg, de Dieuze et de Metz; chez les Triboques, ceux de Strasbourg, et dans le voisinage de nos frontières, les établissements thermaux de Castellum, sur la Sarre, de Deux-Ponts, de Creutznacht, Echternacht, Bade, etc. Toutes ces localités ont offert une multitude de débris qui prouvent à quel point de luxe et de recherche nos ancêtres étaient arrivés dans l'usage qu'ils faisaient des bains (21).

Je termine ce que j'avais à dire sur les divinités ondines et médicales, par l'indication de l'un des plus beaux habitants de l'Olympe, *Télesphore*, dieu qui présidait à la convalescence. Ce personnage allégorique, appelé par les Epidauriens *Acesios*, par les habitants de Sicyone *Evemerion*, honoré d'un culte solennel à Pergame, est toujours représenté sous la figure d'un jeune homme, la tête couverte d'un bonnet pointu qui ne fait qu'une seule et même pièce avec un manteau sans manches descendant au-dessous des genoux. Il ne paraît pas qu'on ait jamais rencontré l'image de Télesphore aux environs de Metz, mais elle a été trouvée dans le Doubs à Be-

sançon et à Dieulouard, parmi les ruines de Scarpone.
Je donne le dessin de cette dernière statuette (Pl. IV,
Fig. 2); elle est en bronze, d'une exécution soignée;
et haute de 0^m,044.

On adorait Télesphore sous le toit domestique plutôt
que dans les temples; il figurait au nombre des *Lares*,
des dieux hospitaliers, c'était une espèce d'ange gardien
que les dames romaines portaient avec elles, surtout
lorsque des motifs de santé leur faisaient entreprendre
un voyage aux eaux thermales. Peut-être, à leur retour,
Télesphore obtenait-il près du lit, la place privilégiée
que des mains pieuses accordent aujourd'hui, soit à la
vierge Marie, soit au patron de la famille; peut-être
aussi la reconnaissance le reléguait-elle au fond d'un
tiroir avec le souvenir du médecin libérateur......

Puissiez-vous, mon ami, demeurer long-temps encore
sous la sauve-garde d'une divinité aussi bienfaisante, et
jouir des sentiments de profonde estime et d'affection
que vous portent tous ceux qui vous connaissent.

NOTES.

(1) Ce ruisseau coule au-dessus de Sierck. On voyait sur ses rives une chapelle dédiée à la Vierge, qui l'avait été précédemment à Diane-lune.

(2) Le ru de Mad se jette dans la Moselle au-dssous d'Arnaville. Entre le village et le ruisseau se trouve une chapelle sous l'invocation de Marie qui devient là, chaque année, l'objet de cérémonies particulières auxquelles préside une reine nommée à la pluralité des voix.

(3) Selon David de Saint-Georges, *iera aqua* signifie eau sacrée. On peut donner cette étymologie au *bief d'Héria* de la ville d'Antre, au ruisseau de l'*Hérisson* du val de Chambly (Franche-Comté), etc.

(4) Rev-Hérier ne peut venir que de *rivus hierus.*

(5) Le culte de Brixia a laissé des traces nombreuses dans les dénominations locales des rives du Breuchin. On y trouve *Breuche, Beulotte*-lès-Saint-Laurent, *Beulotte*-la-Guillaume ; la *Broche* ; *Breuche*, près la montagne de Saint-Martin ; *Breuchotte ;* le *Breuchot ;* Saint-*Bresson* qui possède une église sous l'invocation de Saint-*Brice.* Il est intéressant d'observer que *Sainte-Marie-en-Chanoi* et *Sainte-Marie-en-Chaud,* localités fort distantes l'une de l'autre, mais situées sur la même rivière divinisée, dans des lieux jadis très-boisés, se trouvent chacune près d'un endroit qu'on appelle *Breuche,* nom dérivé de *Brixia;* et comme ces deux villages, sous l'invocation de Marie, rappellent en même temps le culte de Diane-lune, serait-ce forcer l'analogie de voir Diane et Brixia unies dans l'expression des mêmes vœux ?

(6) A Hoff, c'est la source de Sainte-Odille, renommée contre les maux d'yeux ; à Saint-Quirin, l'eau guérit les blessures.

(7) Cette fontaine est sous une voûte pratiquée dans la montagne.

(8) Je connais en Franche-Comté et dans les Vosges, plusieurs sources dites du Chêne, dont la consécration peut très-bien remonter au culte des Druides.

(9) *Gurges Janæ*, source du *Jana*. Ce nom de *Janà* fut employé par Varron pour désigner la Lune. Les Romains avaient établi un aqueduc qui conduisait l'eau de Gujan dans la ville de Dôle. Voy. la *Dissert.* de Normand *sur l'antiquité de la ville de Dôle*, p. 73 et suiv., ainsi que les *Mémoires de la république séquanoise*, par Gollut, p. 210. Ce dernier donne une étymologie fausse à Gujan.

(10) Chifflet, dans son *Histoire de Besançon*, p. 128, a dit, en parlant de cette fontaine: *Vestigia sacri fontis restant in viculo Goux propè Dolam, ubi in perennis scaturiginis capite, columna marmorea antiquissima visitur, circà quam Tessellati pavimenti reliquiæ supersunt.* A Goux, à Goailles sur Salins, à Gourjon et Gourmois (Haute-Saône), à Goux-lès-Neuf-Châtel, à Guyans-en-Venne (Doubs), comme dans tous les lieux de l'ancienne Séquanie qui portent des noms analogues, le culte de la Vierge a remplacé celui de Diane-lune.

(11) *Epiès*, divinité d'origine égyptienne, est, à ce qu'on présume, la même qu'Osiris. Les colons, fondateurs du village, l'auront mis, ainsi que son eau miraculeuse, sous la protection du soleil. Au temps pascal, de nombreux pèlerins se rendent encore à *Sainte-Fontaine*.

(12) La ville de Luxeuil, à 12 lieues de Besançon et 4 de Plombières, est située au nord de l'ancienne province de Franche-Comté. Les mots *Luxovius, Luxovium, Lossorium, Lexovium, Lixovium, Luxeu, Luxeuil*, dérivent, selon les étymologistes, du celtique *lix, lixa*, qui signifie *eau*. On en a fait *lixus*, bouilli dans l'eau, et *lixivium*, lessive, car un ancien vocabulaire porte: *Lixivium dicitur ad Lixem quod est aqua*. Selon saint Isidore, les hommes appelés *Lixæ aquarii* étaient chargés de porter de l'eau aux soldats de l'armée. Scaliger donne *lix* pour racine de *liquor*; Columelle (lib. XII, c. XVI), désigne la lessive sous le nom de *Lixivia*. Enfin, Guillaume-le-Breton appelle Lisieux *Lexovia* dans les vers suivants:

> Lexovia fontis egena
> Quæ pro fonte maras gaudet portare lutosas.

Ajoutons à ces étymologies que *lixare* signifie cuire dans l'eau chaude, et concluons-en que les noms de Luxeuil et de Lisieux, *Luxovium*,

Lexovia, ont la même origine et dérivent des sources thermales, des bains que les Gaulois ou les Romains y avaient établis.

(13) M. le colonel Fabert, à Metz, et M. le docteur Revillout, à Luxeuil, ont réuni divers objets d'antiquité trouvés dans l'emplacement de l'ancien *Luxovius*

(41) On lit dans Jonas, Vita S. Colombani, cap. ix apud Bedam, t. iii, et Surium, t. vi : « Invenit (S. Colombanus) castrum fuisse » firmissimo olim munimine cultum à supradicto loco (Anagrates) dis- » tans plus minùs octo millibus, quem locum Luxovium prisca tempora » nuncupaverant, ibi aquæ calidæ cultu eximio constructæ habebantur : » ibi imaginum lapidearum censitas vicina saltûs densabat, quas cultu » miserabili, rituque profano, vetusta paganorum tempora honorabant » quibusque execrabiles ceremonias litabant ; solæ ibi bestiæ ac feræ » ursorum, bubularum, luporum multorum frequentabant. » Voyez, pour plus de détails, *Traité historique des Eaux et Bains de Plom- bières, de Bourbonne, de Luxeuil et de Bains,* par le R. P. Dom Calmet. Nancy, Leseure, 1748 ; in-8° 333 pages, avec table et planches. Dunod, *Hist. des Séquaniens,* p. 53 ; Chifflet, *Vesontio,* pars 1, p. 19 ; D. Grappin, *Histoire abrégée du Comté de Bourgogne,* p. 12 ; *Dissertation* de M. Marc, p. 23 ; D. Monnier, *Essai sur l'origine de la Séquanie,* p. 207 et suiv. ; *Mémoires sur la ville de Poligny,* par M. Chevalier ; *Mémoires inédits publ. par l'acad. de Besançon,* t. i, p. 45 et suiv. — On a reproduit, dans presque tous les ouvrages écrits sur les antiquités de Luxeuil, une inscription célèbre, trouvée le 23 juillet 1755, derrière le bain neuf, et portant pour légende :

LIXOVII THERM

REPAR LABIENUS

JUSS C JVL CÆS

IMP.

Mais cette inscription, maladroitement inventée par quelque anti- quaire à petits pieds, ne pourrait nous séduire. Le piége ressort du caractère des lettres et du verbe *reparare* mis pour *restituere* qui est la seule expression convenable. L'auteur d'une brochure assez remar- quable publiée en 1838, sur Luxeuil, M. Victor Revillout, adopte néanmoins cette inscription comme vraie. De la part d'un homme de son mérite et de sa bonne foi, c'est une simple formule de politesse envers les Luxoviens.

(15) Dans les anciennes inscriptions on trouve souvent le B pour le V, et le V pour le B. Par exemple, *berna* pour *verna, bivus* pour

vivus, bixit pour *vixit, abe* pour *ave, acervo* pour *acerbo, avenas* pour *abenas, lebo manus* pour *levo manus, serbus* pour *servus*, etc.

(16) En 1786, on a trouvé là les restes d'une étuve romaine, décrits et gravés l'année suivante dans l'*Annuaire d'Alsace* que rédigeait Oberlin. On a découvert, en 1835, des vestiges semblables, près d'une source vive qui arrose la prairie située derrière la Grange.

(17) Les antiquaires feront bien de consulter, sur Niederbronn, l'ouvrage de Salomon Reisel intitulé : *Niderbronner Bades art, Eigenschafft, Wirckung und Gebrauch.* Strasbourg, 1664; in-12, 46 p. Le frontispice de ce livre présente réunies les figures de deux bassins, d'une partie de Niederbronn, de quelques médailles retirées des bassins, de l'inscription romaine de Vasenberg, etc.

(18) Elles se nommaient *Anigrides.* On les adorait surtout dans le Péloponèse et l'Elide. Les malades, après leur avoir offert des sacrifices dans une grotte (c'est-à-dire dans un bassin d'eau minérale), traversaient la rivière à la nage et se trouvaient guéris.

(19) Estérella rendait fécondes les femmes stériles. Les prêtres l'honoraient par des sacrifices sur la pierre *Stanza della fada,* et donnaient en breuvage, à leurs malades, les eaux sulfureuses, ferrugineuses, alumineuses qui abondent au midi de la France.

(20)   Quid (memorem) quæ flumina substructa crepidine fumant.
Balnea, ferventi cum Mulciber haustus operto
Volvit anhelatas tectaria per cava flammas,
Inclusum glomerans æstu expirante vaporem?
Vidi ego defessos multo sudore lavacri
Fastidisse lacus, et frigora piscinarum,
Ut vivis fruerentur aquis; mox amne refotos
Plaudenti gelidum flumen pepulisse natatu.
                                        Ausonii Mosella

(21) V., *sur les bains de Jallerange,* un *mémoire inédit* du professeur Seguin, conservé dans les archives de l'académie de Besançon; *Mémoires sur la ville de Poligny,* par Chevalier, t. 1er; *Dissertation couronnée en 1773, par l'académie de Besançon, sur les antiquités romaines trouvées en Franche-Comté,* par le P. Prudent, et insérée parmi les documents inédits dont nous avons déjà parlé, t. 1er, p. 12 et suiv.; Schœpflin, Alsat. illustr., p. 529 et suiv.; Hist. de Metz, par les bénédictins, 1er vol.; Archives de l'académie royale de Metz.

QUATRIÈME LETTRE.

—

A Monsieur GAMA, ancien Chirurgien en chef d'armée, Chirurgien en chef et Premier Professeur Honoraire du Val-de-Grâce, Officier de la Légion-d'Honneur, Grand'croix de l'ordre de Gustave Vasa, membre de l'Académie royale de Médecine de Paris et de plusieurs autres sociétés Savantes.

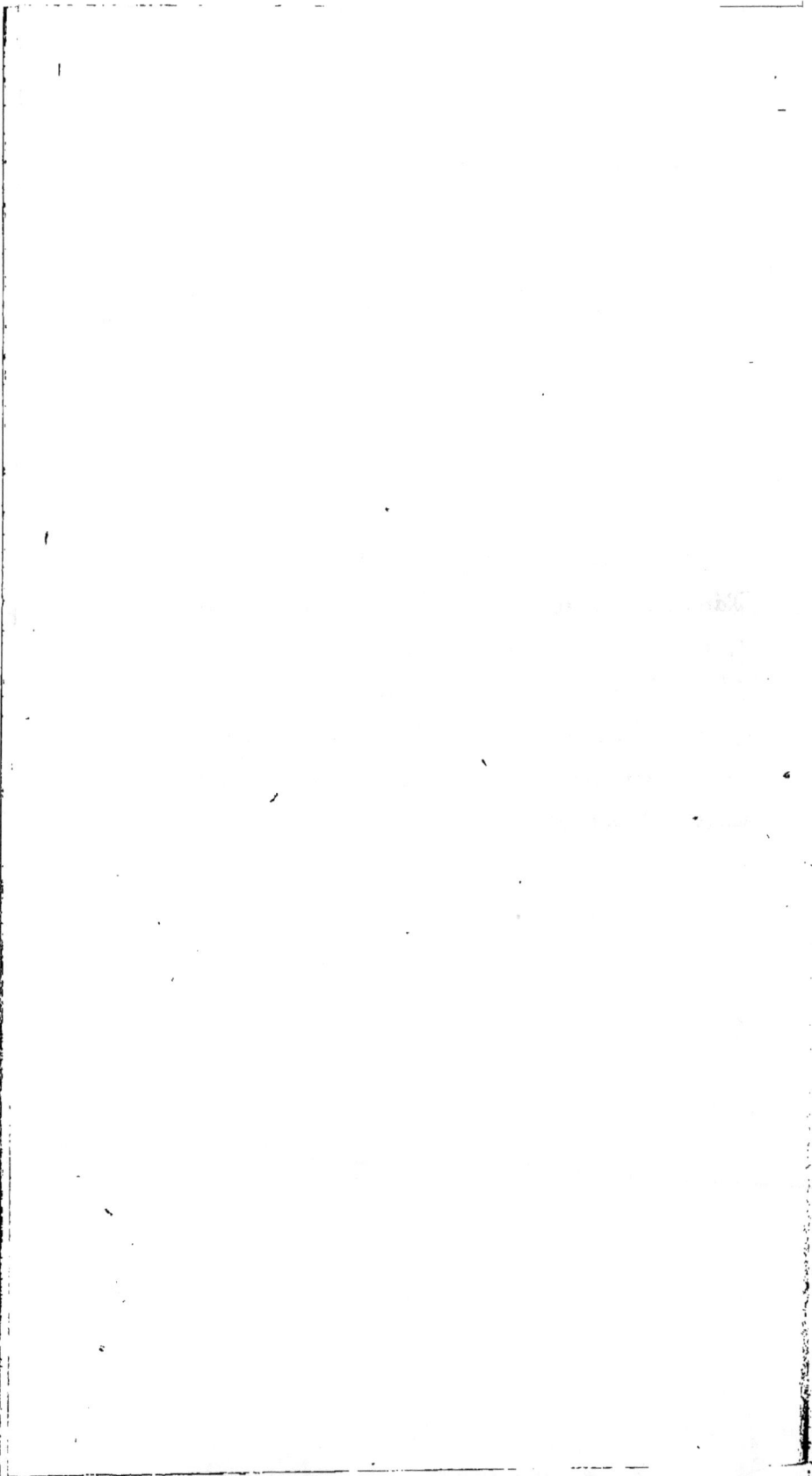

QUATRIÈME LETTRE.

MONSIEUR ET ANCIEN AMI,

S'il n'y avait point à Rome d'établissements comparables aux hospices modernes, à plus forte raison les villes de la Gaule devaient-elles en être privées, car elles ne présentaient aucune des conditions de fortune et de sécurité qu'on trouvait réunies dans la capitale du monde. Lorsqu'une catastrophe imprévue frappait à la fois un grand nombre de personnes, les gens riches leur portaient secours, les recueillaient chez eux *ab hospitalitate*, dit Vitruve *, par hospitalité, dans un corps du logis appelé *hospitalia*. Ils recevaient, jusqu'à parfaite guérison, tous les secours nécessaires, et les chefs de famille se faisaient une religion d'y pourvoir. Le récit que fait Tacite de la chute de l'amphithéâtre de Fidène, arrivée l'an 28 de l'ère chrétienne, prouve qu'en cette ville considérable du Latium, il n'y avait, ni infirmerie, ni hospice, ni refuge. « On

---

* *Architectura*, lib. vi, cap. x.

» déposa les blessés dans les palais des grands ; on leur
» procura des médecins et les choses nécessaires aux
» pansements ; en un mot, on suivit, à leur égard,
» l'exemple des anciens qui, après les batailles impor-
» tantes, retiraient les blessés chez eux, et les secouraient
» de leurs mains et de leur fortune. » (1) Ces paroles,
du plus consciencieux et du plus exact des historiens
latins, s'appliquent à toutes les villes gauloises, même
aux plus civilisées.

Cependant, les temples d'Esculape, de Bélénus, de
Diane-Lune, et nous en avions plusieurs dans le nord-est
de la France, devaient posséder quelques salles d'asile
garnies de lits, où les indigents et les étrangers recevaient
un traitement médical, en attendant que la divinité eût
rendu ses oracles. C'est ce qu'on peut inférer du texte
de Plaute, dont l'un des personnages, mis en scène, se
plaint de l'inefficacité désespérante des remèdes d'Esculape
contre la zône et les coliques dont il est tourmenté (2).

Les municipalités, institution fondamentale de l'ordre,
puissance d'équilibre pour un gouvernement despotique,
ayant introduit parmi nos ancêtres, leur régime de pon-
dération, si je puis m'exprimer ainsi, n'ont pas cru devoir
négliger l'art de guérir. Elles entretenaient des médecins
salariés pour secourir la classe indigente (médecins que
l'Allemagne a toujours conservés depuis, sous le nom de
Stads-Physicus), tandis que d'autres gens de l'art appelés
Susceptores, dirigeaient des maisons de santé auxquelles
se rendaient un assez grand nombre d'élèves, appelés
Suscepti. Il y avait, en outre, des médecins professeurs, depuis trois jusqu'à dix, selon la population des
villes (3).

Enfin, les grands possédaient leur médecin commensal
pour le service de la maison, où se trouvait une chambre

ou infirmerie, *valetudinarium* destinée aux esclaves malades *.

« Au reste, disent MM. Percy et Willaume (4), il faut remarquer que chez les peuples les plus célèbres de l'antiquité, mais surtout chez les Romains, la munificence du gouvernement, l'attention qu'il donnait aux grands objets de salubrité publique ** ; les soins et les dépenses des Ediles ; l'établissement de magnifiques égouts entretenant la propreté dans les villes, d'aqueducs y portant de bonnes eaux, de portiques multipliés, de bains publics vastes et d'un prix à la portée du peuple, etc. ; que toute cette prévoyance, tous ces soins, toute cette sollicitude, prévenaient les maladies que font naître et fixent souvent, chez les nations modernes, les petites vues, la lésine, les embarras pécuniaires du gouvernement, l'avidité du fisc, etc..... »

Je m'étonnerais que ces deux estimables auteurs eussent passé sous silence l'institution triumvirale en faveur de la santé, s'il en avait été question dans les ouvrages de leurs devanciers qu'ils ont soigneusement consultés. Les triumvirs dont s'agit, issus de la famille Acilia, formaient, selon toute apparence, une édilité sanitaire, présidaient aux thermes, à la distribution des secours, au classement des malades chez les particuliers ; ils indiquaient les mesures d'hygiène nécessitées en telles ou telles circonstances, et s'entendaient probablement, à cet égard, avec les prêtres romains qui exerçaient une haute police médicale dirigée par le chef de l'état.

Plusieurs médailles d'argent, frappées en l'honneur des triumvirs de la santé, ont été trouvées dans notre pays :

---

* *Mercurialis Variæ Lectiones*, lib. 1, cap. xii.

** *Curæ sanitatis publicæ exempla apud veteres. Dissertatio. Lipsiæ*, 1783.

j'en possède deux, l'une, tirée des ruines de Luxeuil, l'autre, sortie d'une fouille faite à Metz, il y a quelques années. La face de ces médailles représente la tête de la déesse Hygie, couronnée de lauriers, portant un collier et des pendants d'oreille, avec le mot SALVTIS pour légende ; au revers, se trouve la déesse SALVS, debout, tenant à la main droite un serpent qu'elle regarde, et s'appuyant de la gauche sur une colonne. L'exergue est ainsi conçue : ACILIVSHI. VIR. VALETVIN. *Acilius, triumvir valetudinis.* Ces médailles servaient à la fois de monnaie courante et d'amulettes, car j'en ai vu plusieurs (celle de Metz est du nombre), percées d'un trou par lequel devait passer un chaînon, au moyen duquel les malades suspendaient la pièce à leur cou, comme souvenir ou témoignage de gratitude. (V. Fl. V, Fig. 2.)

Les médecins *susceptores* et les médecins *professores*, formaient en chaque municipalité, une espèce de collége dont les élèves *suscepti* suivaient les cours, soit pratiques, soit théoriques. Après un noviciat plus ou moins long, ces jeunes gens se rendaient à Rome à moins qu'ils aimassent mieux terminer leurs études dans la Gaule. Antérieurement à l'ère chrétienne, l'académie Marseillaise, rivale préférée des écoles d'Athènes, jetait un vif éclat. On y enseignait la grammaire, la rhétorique, la poésie, la dialectique, l'astronomie, la médecine ; et ces connaissances, liées par des principes généraux, devenaient la base d'éducation de tous les élèves indifféremment.

Dès que la conquête des Gaules eut pris ce caractère de stabilité qui permit de songer à une organisation sociale, les empereurs remplacèrent les colléges des Druides ou des prêtres Germains, par un certain nombre de lycées, et l'on tira de Marseille presque tous les professeurs chargés d'enseigner dans les autres villes. En peu de temps, les écoles de Lyon, Bordeaux, Toulouse, Narbonne, Arles, Poitiers, Clermont, Besançon, Trèves, etc., eurent acquis une haute célébrité. Cette dernière ville possédait, dans le second siècle, un gymnase scientifique, véritable académie, où des professeurs distingués luttaient de savoir et d'éloquence. « Pendant quatre siècles que le siége du prétoire fut fixé sur la Moselle, on y vit accourir de toutes parts, comme à la source des faveurs, ceux que leurs talents recommandaient au pouvoir. On s'empressait d'obtenir l'entrée du collége de Trèves, honoré qu'il était des regards du monarque; et les Romains et les Gaulois confondus, venaient aux mêmes écoles, puiser les mêmes principes et les mêmes doctrines. Rome apprit ainsi des Gaulois civilisés, qu'à côté de la gloire des armes, il en est une plus digne du sage et plus utile à la société, celle des lettres*. »

L'empereur Gratien (5) élève chéri d'Ausone (6), protecteur du lycée fondé à Trèves par Constance Chlore, attirait dans sa capitale une foule d'illustrations et d'élèves, augmentait les émoluments des professeurs, et faisait en sorte que toutes les branches des connaissances humaines fussent cultivées. Le professeur d'éloquence recevait trente annones (*annua vel menstrua merces*); celui de latin vingt, et le professeur de grec douze**. Les autres maîtres étaient rétribués dans la même proportion, d'après l'importance de leur enseignement ou l'étendue de la ville, car toutes les grandes municipalités gauloises avaient une école***. La jurisprudence ne s'enseignait qu'à Rome; (7) la médecine, au contraire s'ap-

---

* V. mon *Histoire de la Civilisation dans le pays Messin.* Metz, 1829; in-8°, p. 80 et suiv.
** Cod. Theod. lib. xiii, tit. iii; lib. ii, an. 576.
*** Cod. Théod. lib. iii, tit. iii; lib. i.

prenait à peu près partout, car on la considérait comme
une branche de cette philosophie générale qui embrassait,
dans son ensemble, toutes les sciences mathématiques,
littéraires et d'observation (8). L'élève suivait un praticien, *susceptor*, comme nous l'avons dit plus haut et
complétait ses études dans une académie ; ou bien il
fréquentait l'un des colléges sacerdotaux du pays. Ces
colléges admettaient les deux sexes à l'initiation, circonstance qui explique la brillante réputation médicale des
femmes prophétesses de la Gaule. OEmilia Hylaria, tante
maternelle d'Ausone (*matertera*), ayant fait vœu de rester
vierge, comme les anciennes prêtresses, exerçait la médecine, *more virum medicis artibus experiens*. (Ausonii
Parentela.) Il en était sans doute de même d'une foule
d'autres femmes ; surtout dans nos contrées où tant de
monuments et de légendes rappellent le rôle des Druidesses (9). Ce partage des fonctions médicatrices entre
les femmes et les hommes ; l'habitude qu'avaient nos
ancêtres de mettre les phénomènes physiologiques et
maladifs, les remèdes principaux sous l'influence de
génies particuliers, sont des raisons pour penser que le
nombre des médecins praticiens proprement dits, ayant
une clientelle, devait être fort limité dans chaque ville.
Peut-être même n'y avait-il de médecins en exercice que
ceux qui se trouvaient retirés du service militaire. Au
reste, anciennement comme aujourd'hui, chacun faisait de la médecine, chacun avait son remède d'affection, ses recettes ou ses amulettes. La tendresse et le
malheur, la crainte et la sollicitude inspiraient confiance
aux pratiques les plus bizarres, et des hommes adroits
en profitaient pour abuser de la crédulité publique. Ce
fut sans doute à la suite d'un vœu qu'une bonne mère,
inquiète sur la santé de deux jeunes enfants, fit fabriquer

deux bagues qu'on trouva, il y a quelques années, au versant de la côte dite de Saint-Blaise (près Metz). Ces deux anneaux parfaitement identiques, sont faits pour la main d'un enfant en bas-âge ; ils tiennent enchassés une pierre verte où figure un caducée, symbole du Mercure guérisseur dont on aura invoqué la puissance médicatrice.

Sous les Romains, les gens de l'art attachés aux armées exerçaient la médecine et la chirurgie. Auguste fixa le nombre des médecins militaires à dix pour chaque légion : c'était, terme moyen, un médecin pour six à sept cents hommes, puisque la légion comprenait six mille combattants et quelquefois plus*. Les médecins militaires jouissaient de l'exemption des charges municipales, du logement des gens de guerre, etc. ; ils possédaient divers autres privilèges et parvenaient quelquefois à des emplois éminents, tels que le consulat, la dignité de préfet, de sextumvir, etc. (10). Les empereurs, les chefs d'armées désignaient aussi des médecins qui les suivaient en campagne pour leur service particulier. Tel a été Pomponia, médecin de Dioclétien (11). Marc Antoine et Lucius Vérus voulaient que Galien les accompagnât dans l'expédition qu'ils ont faite en Germanie ; mais l'illustre médecin de Pergame était trop pusillanime pour renoncer à ses habitudes domestiques. Il aima mieux rester à Rome et laisser partir ses illustres amis. Scribonius Largus, au contraire, suivit l'empereur Claude dans son expédition d'Angleterre**.

Rien ne prouve que le camp décrit par Polybe ait

---

* Jos. Henric. Boecler. *Dissertatio de legione romanâ*, in *Thes. Antiq. Roman.*, t. x.

** On peut consulter, sur la médecine militaire des Romains, les *Mémoires de l'académie des Inscriptions et Belles-Lettres*, t. xxxvii ; le *dix-huitième Mémoire de Lebeau, sur la légion romaine*; les *Aménités de Winckelmann*, p. 457, 466, etc.

eu une infirmerie. A cet époque, les soldats malades
ou blessés devaient recevoir des soins dans leurs can-
tonnements ou dans des tentes spéciales, appelées *œgri
contubernales*. Les médecins légionnaires venaient le
visiter assidument, et leur faisaient fournir tous les secours
réclamés par leur état. Le préfet du camp, type des
intendants actuels, était chargé de la dépense, ce qui
ne prouve pas, si l'on en juge par analogie, que les
malades aient été mieux pour cela*.

Hyginus, surnommé l'arpenteur, contemporain de
l'empereur Adrieu, est le premier auteur de castraméta-
tion qui fasse mention d'un lieu particulièrement consacré
aux malades d'une armée. Dans la distribution de son
camp, destiné à trois légions ainsi qu'à leurs bagages,
il détermine l'emplacement de l'hôpital *valetudinarium*,
et celui de l'infirmerie pour les chevaux et les bêtes de
somme, *veterinarium*. L'hôpital se trouvait à gauche de
la voie prétorienne, non loin de la porte du même nom;
l'infirmerie des chevaux qui en était voisine, demeurait
sous la sauve-garde d'*Epona*, déesse tutélaire de l'espèce
chevaline. Je viens de recevoir de la ville de Toul une
inscription votive à cette divinité. La légende offre d'autant
plus d'intérêt qu'elle consacre, en même temps, le souvenir du génie particulier des Leucques. Elle est ainsi
conçue :

DEAE EPONAI

ET. GENIO. LEVC.

TIB. IVSTINIVS

TITIANVS

LEG

ANTON. IN

EX   VO

* Veget., lib. II., cap. X.

Deæ Eponæ et Genio Leucorum Tiberius Justinius Titianus, legatus Antonii in... ex voto.

A la déesse Epone et au génie des Leucques, Tiberius Justinius Titianus, légat ou envoyé d'Antoine, etc.

L'autel quadrilatéral sur lequel cette inscription est gravée, a été tiré l'année dernière des ruines de *Nasium*, mine si féconde en antiquités romaines. Il représente, d'un côté la déesse *Epona*, revêtue d'une longue robe, la main droite appuyée sur la tête d'un jeune cheval, tandis qu'un autre cheval placé à sa gauche la regarde et semble l'invoquer ; du côté opposé on aperçoit un guerrier sans doute *Titianus*, couvert de la *lorique*, peut-être aussi d'un *paludamentum* qu'il tient de la main gauche ; son bras droit ne se voit pas ; sa poitrine et ses jambes sont nues ; il est chaussé de *caligules* ou bottines. M. Dufresne, avocat à Toul, possède ce morceau. Il a bien voulu nous en communiquer le dessin tel qu'il se trouve représenté planche VI. C'est jusqu'à présent le monument le plus curieux et le plus complet qui existe en l'honneur d'Epona (12).

Végèce (*De Re militari, lib. II, cap. x*), et quelques autres historiens, fournissent d'assez amples détails sur la manière dont les soldats romains malades ou blessés étaient soignés, sur les ambulances, les hôpitaux d'armée, leur personnel, etc. Des employés, *optiones valetudinarii**, sorte d'infirmiers, étaient chargés du service manuel de l'établissement; d'autres employés, *custodes è locis ægris***, gardiens, surveillans, inspecteurs, directeurs, économes, pourvoyaient aux besoins matériels. Tibère, si l'on en croit son flatteur Velleius Paterculus, Aurélien, Trajan, Germanicus, Alexandre Sévère apportaient le plus

* Gruter, Inscript. ccccxxxi, 9.
** Id., Inscript. d.xxviii.

grand soin à ce que les soldats en campagne reçussent tous les secours que pouvait réclamer leur état maladif (13).

Les villes du nord-est de la France ayant été presque toutes des camps retranchés plutôt que de paisibles municipes, ont dû présenter au complet l'organisation médicale dont le gouvernement romain avait pourvu ses armées ; et l'on a d'autant plus lieu de le supposer, que les inscriptions relatives aux médecins, aux remèdes employés, généralement peu communes, sont assez nombreuses dans notre pays.

Boissard (t. VI. n° 66), et depuis lui Grüter p. DCXXXIV, n° 4, ont publié une inscription fort intéressante trouvée aux environs de Mayence, et qui se trouvait au mont Saint-Étienne de cette ville*. Elle était conçue de la manière suivante :

PEREGRINO

HELIODORO

CONSVMMATAE

PERITIAE. MEDICO

ET. MIRAE

PIETATIS. IVVENI

COMINIA FAVSTINA

MATER. INFELICISSIMA

F . C

Cominia Faustina, la plus malheureuse des mères, a fait élever ce monument à Héliodore Peregrinus, médecin d'une expérience consommée, et jeune homme d'une piété admirable.

L'*Eiflia illustrata*, tab. XV, inscript. 55, p. 556,

---

* *Moguntiæ in monti Sancti Stephani, in ædib. quæ Sampsonem pro insigni habent.*

indique, sans la décrire et sans l'interpréter, une inscription tumulaire d'un travail peu soigné, découverte
dans l'ancien département de Rhin-et-Moselle. Elle est
en l'honneur de JOCTAVNUS, médecin.

IOCYAVNO

MEDICOPF. C

3F INANNA

En 1832, des investigations archélogiques m'ayant conduit aux sources de la Sarre, j'y reconnus, vis-à-vis le
village de Frakel-Fing, arrondissement de Sarrebourg,
l'emplacement d'une ancienne *sub-urbana* appelée encore
par les habitants du pays *Ariepolis*. Quelques fouilles
m'eurent bientôt convaincu de l'exactitude des traditions
orales. Indépendamment d'une quantité considérable de
briques et de monnaies de bronze, je trouvai quelques
pierres votives, parmi lesquelles un massif cubique d'environ 66 centimètres de côté, avec l'épitaphe suivante :

MARCELLANO MED. D.

LEG.... VIII COM......

G... I P... ER.

Marcellano medico defuncto, legionis VIII *commili-
tones grati posuere monumentum.* A défunt Marcellanus;
ses compagnons d'armes de la huitième légion ont érigé
ce monument (14).

Marcellanus était un médecin militaire; mais à quel
titre exerçait-il des fonctions médicales? Ces fonctions
étaient-elles rétribuées et de quelle manière? avait-il un
grade dans l'armée? Questions insolubles quant à présent,
et que l'avenir n'éclairera peut-être jamais.

Une inscription tumulaire trouvée à Metz, recueillie par
M. de Clervant, décrite par son ami Boissard (ouvr. cité),

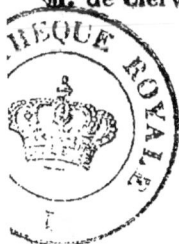

13

reproduite par Grüter, p. DCXXXII, N° 7 ; par Dom Montfaucon dans le supplément de son antiquité expliquée,
t. v. p. 105 ; et par les bénédictins auteurs de l'histoire
de Metz, t. 1. p. 106, planche xv, mérite de trouver place
ici, en ce qu'elle signale l'existence d'un médecin méthodique, ayant probablement exercé son art parmi les habitants de Divodure. La voici telle que la donnent les
bénédictins, d'après le monument lui-même :

Θ   Κ

Λ ΛΤΤΟΔ

ΛΟΝΙΩΙ

ΙΑΤΡΩΙ

Μ. Χ

ΚΑΡΜΗ

ΑΝΕΘ

Dom Montfaucon la traduit ainsi : Θεοις καταχαονιοις
Λουκιφ Απολλονιφ ιατρφ μεθοδικο Χαιρε Καρκιν ανιθηκεν ; aux
dieux manes, à Lucius Apollonius, médecin méthodique,
adieu. Carme a érigé ce monument. Grüter explique
M. X, par les mots Μηνης χαριν.

Le nom d'Apollonius était si commun parmi les médecins grecs, qu'il pourrait fort bien se faire [que ce fût
un surnom donné par la flatterie, la reconnaissance, ou
adopté par la vanité. Un praticien devenait-il célèbre,
on le disait disciple d'Apollon, et le nom d'*Apollonius*
remplaçait dès-lors l'ancien nom de famille. Suidas parle
de plusieurs Apollonius ; et le sénat de Lampsaque ho-
nora d'un marbre votif Apollonius Cyrus, médecin do-
micilié à Florence, qui donna des soins à la princesse
Livia, femme de Drusus César. Notre Απολλονιφ ιατρφ

μεθοδικό; devait être à peu près contemporain d'Apollonius Cyrus, car sa qualification de *méthodique* le place, par ordre de date, après Thémison de Laodicée qui vivait au commencement de l'ère chétienne.

Dom Martin Bouquet* et dom Cajot** rapportent une autre épitaphe trouvée à Metz, fort intéressante pour l'histoire de cette ville, parce qu'elle prouve que les jeunes médiomatriciens s'adonnaient à l'art de guérir :

VICTOR.... MEDIC.

MEDIOM. VXOR POSVIT.

Il faut lire : *Victorino medico mediomatrici uxor posuit:* à Victorinus, médecin médiomatricien. Son épouse a élevé ce monument.

Une inscription découverte à la fin du siècle dernier par mon oncle le savant dom Tabouillot, dans les décombres de l'un des parapets de l'ancienne citadelle messine, et demeurée inédite jusqu'à ce jour, se lisait de la manière suivante :

D. M.

C. ANTHIN.

MEDIC.

SORAN.......

IIIII VIR. A...

PAR   T A... I

MED. O....

Diis manibus. Caïo Anthino Medico Soraniensi, sextumviri augustali, parentes ou parentela, et amici mediomatrici. Aux dieux manes. A Caius Anthinus So-

---

* Collection des historiens des Gaules, t. 1er, p. 141.

** Les antiquités de Metz, in-8°. Metz, 1760, p. 114.

ránien, médecin, Sextumvir Augustale, les parents ou amis du défunt, tous d'origine médiomatricienne, ou habitant le pays des médiomatriciens.

Quoique le T de la sixième ligne soit trop rapproché de la lettre A, et trop éloigné de la syllabe PAR, pour faire supposer qu'il appartient au substantif *parentela*, parentée, il est raisonnable de l'attribuer à ce dernier mot, devenu assez commun dans le style lapidaire de l'époque à laquelle se rattache l'inscription dont s'agit. C'est, au reste, une chose de peu d'importance. L'intérêt soulevé par les cinq lettres SORAN est bien plus grand, car elles désignent, ou l'un des descendants de l'illustre Soranus d'Ephèse, de ce fils de Ménandre qui porta l'école méthodique au plus haut point de splendeur, ou bien un médecin de la même secte, appelé pour cela *Soraniensis*, Soranien, disciple de Soranus. Quoi qu'il en soit de ces deux versions, notre médecin devait se trouver contemporain de Trajan ou d'Adrien, et il était l'un des six magistrats administrateurs que les empereurs avaient établis dans les colonies romaines. La présence de sa famille à Divodure (Metz), donne à penser qu'il en était originaire.

L'existence de plusieurs médecins dans le nord-est des Gaules, sous la domination romaine, se trouve donc bien constatée. Quant aux doctrines médicales qu'on y suivait, elles peuvent être ramenées à trois, l'*empirisme*, le *dogmatisme* et le *méthodisme*. Ausone a dit :

> .... *Triplex quoque forma medendi,*
> *Quæ logos, aut methodos, cuique experientia nomen.*
>
> (Griphus ternarii numeri.)

Or, nul auteur n'était plus à même que ce poète,

fils de médecin, de connaître les théories qui couraient alors le monde.

Les *empiriques* rejetaient avec dédain l'hypothèse comme essentiellement corruptrice de l'observation ; les *dogmatiques*, au contraire, marchaient d'après des règles établies, interrogeaient les causes et tâchaient de formuler la science en axiômes. « Mais les *empiriques* raisonnaient (si l'on peut s'exprimer ainsi), l'expérience, et les dogmatiques expérimentaient le raisonnement : ceux-ci regardaient comme causes, ce que ceux-là faisaient entrer dans l'histoire même de la maladie. L'analogie et l'induction étaient pour les empiriques ce qu'étaient pour les dogmatiques, l'enchaînement des dogmes et leur application aux plans de traitement[*]. »

La doctrine corpusculaire de Démocrite, complétée par Épicure, enseignée, propagée par Asclépiade et par les médecins-rhéteurs de son époque, leur ayant à peine survécu, donna naissance à d'autres idées dont l'apôtre fut Thémison, chef des *méthodistes*.

Les méthodistes divisaient les maladies en trois classes : celle des *fibres resserrées,* celle des *fibres lâches,* et celle qu'ils appelaient *mixtes.* Contre les premières ils employaient les relâchants ; contre les secondes les resserrants, et contre les troisièmes une médication mixte, tantôt émolliente, tantôt tonique. Une maladie traînait-elle en longueur, ils avaient recours *au cercle résomptif ou métasyncritique,* enchaînement bizarre de remèdes appliqués à des époques fixes avec des conditions précisées d'avance.

Il existe un traité complet de médecine, rédigé par un

---

[*] Cabanis, Coup d'œil sur les révolutions et sur la réforme de la médecine. Paris, Crapelet, an XII (1804); in-8°; p. 105.

gaulois, Marcel de Bordeaux, surnommé l'*empirique*. Ce
médecin vivait sous Théodose (4ᵉ siècle), et paraît avoir
eu l'intention de réunir l'empirisme au dogmatisme. Son
ouvrage donne une idée de la manière dont la médecine
s'exerçait dans les Gaules, aux premiers siècles de l'église*.
Nous y renvoyons.

* Borden, œuvres complètes. Paris, Caille et Ravier, 1818, 2ᵉ vol.,
p. 566 et suiv.

NOTES.

---

(1) Tacit. Ann. lib. IV. « Cæterum, post recensem cladem, patuere
» procerum domus, fomenta et medici passim præbiti; fuit urbs per
» illos dies, quamquam moestâ facie veterum institutis similis qui,
» magna post proelia saucios largitione et curâ sustentabant. »

(2) « Migrare certum est jam nunc è fano foràs quandò OEsculapii
» ita sentio sententiam ut qui me nihil faciat, me salvum velit: va-
» letudo decrescit, accrescit labor, nam jam quasi zonâ liena cinctus
» ambulo. Geminos in ventre habere videor filios. »

Cappadox, Leno; Plauti Curculio; act. III, sc. 1..

Selon Mercurialis (Var. Lection.; lib. 1, cap. XII) les salles d'asile
ouvertes dans la ville de Rome, servaient aussi de refuge aux étrangers
qui devenaient malades lorsqu'on célébrait les grands jours auxquels
accouraient en foule les peuples de l'Italie : « In insulâ Tiberinâ OEs-
» culapii ædes sitæ erant et quodam alio loco in id extructo ut qui
» ad ludos circenses venissent, si forte fortunâ ægrotassent, haberent
» ubi commodè curari possent. »

(3) Voici comment s'exprime, à cet égard, Guidon Pancirolli, dans
son Traité des Magistratures municipales chez les Romains : « Medicos
» quoque qui ægrotantes curarent, certo ipsis salario præstituto condu-
» cebant; neque in hoc præses provinciæ interveniebat, sed curiales
» ipsi, quos morum probitate et artis peritiâ spectatos cognovissent,
» eligebant quibus suam, ipsi, et liberorum vitam committebant. Hi sunt
» qui archiatri, id est principes medicorum vocantur..... Minores civi-
» tates non nisi quinque medicos et ternos docentes habebant; majores
» septem tantùm qui curarent, et quatuor qui utramque medicinam

» docerent; maximæ verò decem medicos..... Et fiscus, ubi civitates
» reditibus carebant, è suo docentes conducebat. » (Tractatus de Ma-
gistrat. mun., cap. ɪv. In Grævii Thes. antiq. Roman. t. ɪɪɪ.

(4) Mémoire couronné par la société des sciences, belles-lettres
et arts de Mâcon, en 1812, sur la question suivante : « *Les an-*
» *ciens avaient-ils des établissements publics en faveur des indi-*
» *gents, des enfants orphelins, ou abandonnés; des malades et des*
» *militaires blessés; et s'ils n'en avaient point, qu'est-ce qui en tenait*
» *lieu?* par MM. Percy et Willaume. Paris, Méquignon l'aîné, 1813;
in-8º de 122 pages. Cet opuscule, rédigé avec conscience et talent,
porte pour épigraphe : *Melius est duos esse simul quam unum, habens
enim emolumentum societatis suæ; si unus ceciderit, ab altero ful-
cietur.* Eccles., cap. ɪv, Paragr. 9.

(5) Ce monarque, né à Sirmium le 18 avril 359, empereur à 17 ans,
périt assassiné le 25 août 383.

(6) Ausonius Magnus (Decius), né à Bordeaux vers l'an 309, mourut
aux environs de cette ville, dans un âge très-avancé. Il avait habité
long-temps les rives de la Moselle qu'il a chantées en beaux vers, comparables à ceux du siècle d'Auguste.

(7) Le poète Rutilius, contemporain de Théodose, a dit :

Facundus juvenis Gallorum nuper ab arvis
        Missus Romani discere jura fori.

(8) Godfrid. In lib. xɪɪɪ cod. Theodos., t. ɪɪɪ, p. 42. Ausone, qui
a chanté les professeurs de Bordeaux, range la médecine au nombre
des connaissances qu'enseignaient les rhéteurs de son époque :

Valete manes inclytorum Rhetorum,
        Valete doctores probi.
Historia si quos, vel poeticus stylus,
        Forum ve fecit nobiles;
Medicæ vel artis, dogma vel Platonicum,
        Dedit perenni gloriæ :
Et si qua cunctis cura viventum placet;
        Juvatque honor superstitum;
Accipe mæstum carminis cultum mei.....

(9) Une inscription tumulaire qui existe au musée de Lyon, et dont
je dois la connaissance à mon savant ami de Saulcy, consacre le souvenir de Minucia, femme médecin. Elle est ainsi conçue :

MINVCIA
D. L. ASTTE
MEDICA.

(10) On lit dans les décrétales de l'empereur Antonin : *Cum te me-dicum legionis secundæ adjutricis dicas, munera civilia quamdiu rei-publicæ causâ abfueris, suscipere non cogeris.*

(11) Gruter rapporte, d'après Scaliger, une inscription tumulaire trouvée à Narbone et qui consacre le souvenir de ce Pomponia :

VIV
L . POMPONIA
I. I. DIOCLES. MEDICVS
SIBI. ET. ATILIAE
VARTAE. VXORI

Gruter, a Scaligero, p. DCXXXIII, No 10.

(12) Une inscription à la déesse Epone a été trouvée, selon Hüpsch, sur la basse Moselle, aux environs d'Andernach. Cette inscription est ainsi conçue :

EPONAE
SAGR
GACIV
OPTAT
MV
V

Eponæ sacrum Cacius optatus.... monumentum. Votum solvit lubens.
Les auteurs ne sont pas tout-à-fait d'accord relativement aux attri-butions divines d'Epone. Plutarque a dit : Ἐστι δέ θέος πρόνοιαν ἔχουμένη ἵππων. Tertulien en parle, apolog. XVI ; Minutius Félix la présente, c. XXVIII, comme ayant été la déesse des ânes : *Nisi quod vos et totos asinos in stabulis cum vestra vel Epona consecratis.* Aurélius adopte cette idée et la justifie en donnant au nom d'Epone ἐπι et ὄνοσ pour racine ; mais il n'est pas présumable que le nom d'une divinité soit formé d'une préposition et d'un substantif. J'aimerais mieux faire dériver Epone ou Hippone, de ἵππος, epus, et ὄνοσ. Au reste, il ne serait pas étonnant que notre déesse eût possédé sous sa domination les chevaux, les ânes et les mulets.

(13) Voici le témoignage rendu par Lampride sur Alexandre Sévère : « *Ægrotantes et vulneratos ipse visitavit per tentoria ; etiam ultimos*

14

et carpentis vexit, et omnibus necessariis adjuvit, et si fortè graviùs laborassent, pèr civitates et agros patribus familias, hominibus, et sanctioribus matronis, eos distribuebat, impendio reddens quæ fecissent, sive convaluissent, sive periissent.

(14) C'est à la huitième légion qu'on attribue en grande partie l'érection des arches de Jouy. »

CINQUIÈME LETTRE.

——

A Monsieur Littré,

MEMBRE DE L'INSTITUT,

(*Académie royale des Inscriptions et Belles-Lettres*).

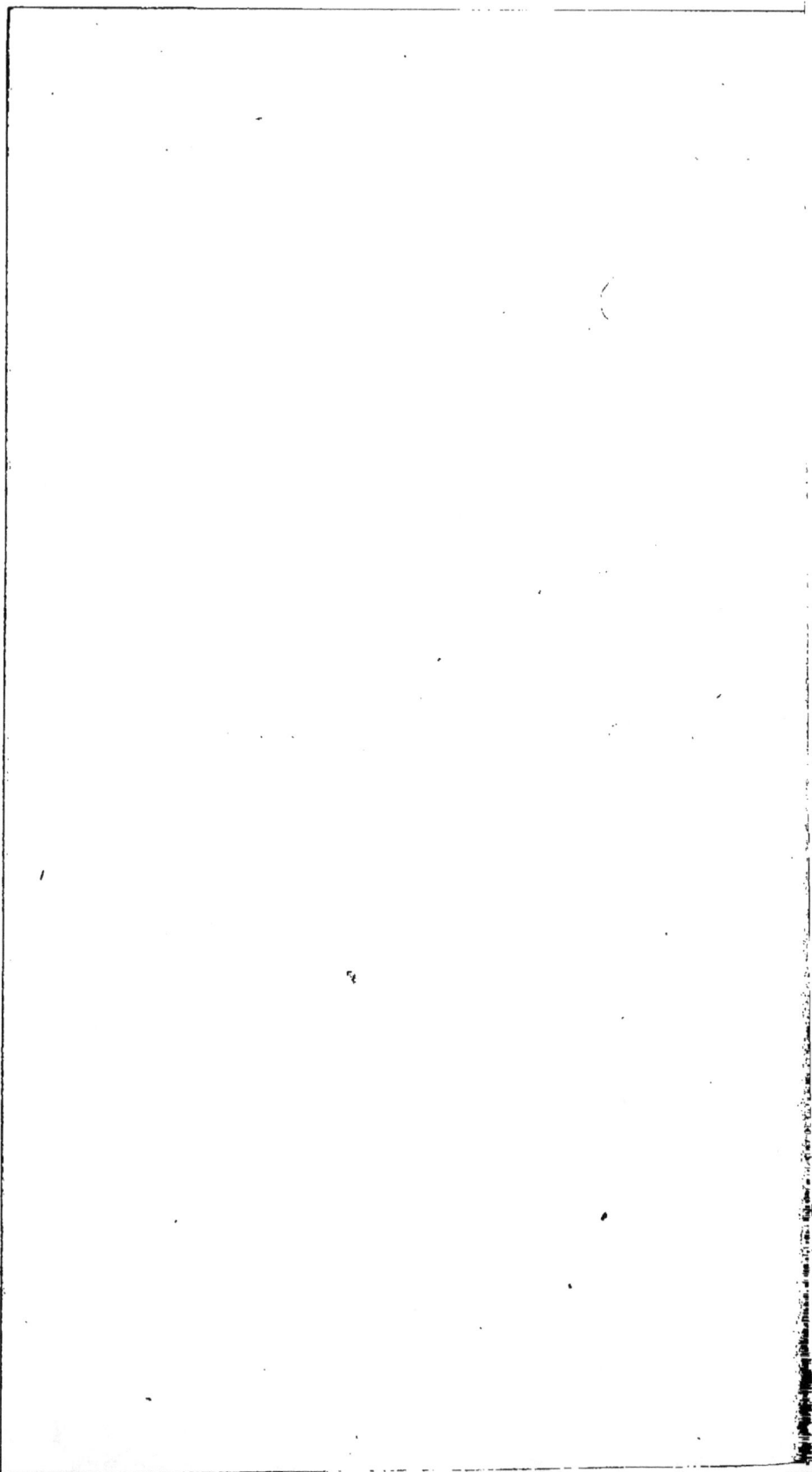

CINQUIÈME LETTRE.

MONSIEUR,

Il y avait à la suite des armées romaines et dans les principales municipes de la Gaule, un ordre de médecins qui, selon toute apparence, soignaient particulièrement les maladies des yeux et de la peau. Ces affections, plus communes jadis qu'aujourd'hui, en raison des coiffures et des vêtements à la mode, constituaient une branche importante de la pathologie et déterminaient l'emploi d'une infinité de remèdes qu'on trouve gravés sur les matrices des anciennes pharmacopoles. Si l'on juge de la fréquence des maladies herpétiques et oculaires dans le nord-est des Gaules, par les inscriptions qu'on y a trouvées à diverses époques, on peut établir qu'en aucune partie de l'Europe, elles n'ont été plus nombreuses; mais, sous ce rapport, nos richesses archéologiques ne tiennent-elles pas plutôt au soin qu'on a mis à les recueillir ?

Les cachets de médecins oculistes sont des monuments précieux, puisqu'ils nous font connaître les usages thérapeutiques des anciens : je m'estime heureux de pouvoir en décrire quelques-uns d'inédits. Ceux qu'on a déjà publiés en divers ouvrages et que je reproduis ici, présenteront peut-être de l'intérêt aux hommes de l'art sous le rapport des nouvelles interprétations médicales aux-

quelles je me suis livré. Ils pourront, d'ailleurs, les vérifier par eux-mêmes et rectifier mes erreurs s'il y a lieu.

En 1828, on a trouvé au Sablon (banlieue de Metz),
dans le ban de Saint-Pierre, un cachet de médecin oculiste, en argile cuite, de couleur brune, de forme carrée,
ayant $0^m,073$ de face, et $0^m,16$ d'épaisseur. Il portait sur
chacune de ses tranches, une inscription en lettres d'un
bon style :

C. MANVCII JVN. DIAR. AD. L.

C. MANVCII JVN. COL. AD CLAR...

C. MANVCII JVN. ANODYN.....

C. MANVCII JVN. ON. AVR. AD O...

1. *Caii Manucii Junioris diarodon ad lippitudinem.*
2. *C. Manucii Junioris collyrium ad claritatem ;*
3. *C. Manucii Junioris anodynum ;*
4. *C. Manucii Junioris onguentum aureum ad oculos.*

1. *Diarodon* est un extrait de roses qui figure dans
l'inscription d'une pierre sigillaire découverte à Bavay,
en 1836 (1). Je remarquerai à l'occasion de ce substantif
que la préposition grecque *dia* est employée fort souvent
par les anciens médecins pour désigner des préparations
pharmaceutiques. Ainsi l'on trouve dans les inscriptions
sigillaires déjà connues, *dialepidos*, composition tirée
de l'écaille ; *diamysios*, extraite du vitriol ; *diacrocos*
faite avec le crocus, etc... *Dia* précédant les recettes
de collyre, tient probablement la place de notre *recipe*.
Beaucoup de noms pharmaceutiques modernes sont aussi
formés du monosyllabe *dia* joint à un substantif, *diacode*,
diachylon, *diapalme*.

Je traduis *ad. l.* par *ad lippitudinem* ou *ad lippas*,
contre la chassie, le mal d'yeux ; expression qui se retrou-
vera plus loin sur les clichés de *Nasium*.

2. *Collyrium ad claritatem*, pour la clarté de la vue, n'a pas besoin de commentaire.

3. Il en est de même d'*anodynum*, collyre anodin, adoucissant.

4. Quant à l'*onguentum aureum*, l'onguent d'or ou doré de la quatrième ligne, son épithète donne la plus haute idée de sa vertu et de son crédit dans le monde fashionable.

En 1837, un propriétaire du village de Daspich, près Thionville, a découvert sous le pavé d'une cour de sa maison, un cliché du même genre, destiné à reproduire, comme dans l'imprimerie actuelle, les caractères qui s'y trouvent gravés. Ce cliché, que nous avons sous les yeux, présente une longueur de 0ᵐ,065 et une largeur de 0ᵐ,031. Sa longueur ayant été sciée en biseau, l'épaisseur varie depuis 0ᵐ,01, jusqu'à 0ᵐ,013. Les bords longitudinaux portent chacun une inscription dont les lettres fort bien exécutées viennent s'offrir de la manière suivante :

Q. VALERI. SEXTI. STAC
TVM. AD CALIGINES
OPOBALSAMATVM.

Cᴬ VITALIᴬ AMANDI
ONIS. CLORON

La première de ces inscriptions se lit avec la plus grande facilité ; elle désigne une *liqueur balsamique de Quintus Valérius Sextus contre la vue trouble ou les éblouissements*.

La seconde avait été mal indiquée lorsque je décrivis ce petit monument d'après une empreinte en cire * que

---

* V. Le *Courrier de la Moselle* du mois de septembre 1836, et l'*Annuaire de la Moselle* de 1837, p. 130-131.

m'avait adressée le propriétaire. Il s'agit d'un baume
propre à rappeler les esprits vitaux ; *genia vitalia amandationis cloron.* (V. Pl. VII.)

1. Le *stactum ad caligines opobalsamatum* ne peut
être rendu en français d'une manière satisfaisante, car
nous ignorons ce que signifie positivement le mot *stactum.*

Plaute a dit : *tu mihi stacte, tu cinnamomum, tu
rosa, tu croccinum et casia es.* (Cure. 1. 2, 6.) Si,
comme est il présumable, les mots *stactum* et *stacte* désignent la même chose, il s'agirait d'un baume odorant,
fort agréable, où entrait de l'écorce de cinamome,
arbrisseau semblable au cannellier, de la rose, un parfum
safrané et de la cannelle.

Peut-être aussi le *stactum* indiquait une liqueur odoriférante qui découlait par incision de l'arbre de mirrhe.

Opobalsamatum, adjectif de *stactum* vient du grec
ὁποϐάλσαμον, baume, et signifie balsamique. La plante
dont la liqueur balsamique de Q. Valerius est extraite,
se trouve représentée sur le cliché.

2. Nous avons traduit *genia vitalia* par esprits vitaux ;
amandionis est la contraction *d'amandationis.*

Deux pierres plates tirées il y a vingt ans des ruines
de Nasium, portaient les inscriptions suivantes :

q. IVN. TAVRIANODY
NVM ADOMN. LIPP.

q. IVNITAVRIDIALIBAN
ADSVPPVRAT. EXOVO

———

IVNI. TAVRI. CROCODSAR
COEACVMADASPRIT.

IVNITAVRICRODIALEP

ACCICATRI. — ESCABRIT.

IVNITAVRICROCODDA

MISVSACDIAI-ESIS-ERE

IVNITAVRICROCODPAC

CIANADCICĀ EREVM

Ces matrices d'étiquettes publiées imparfaitement par MM. Denis*, Dulaure** et Tôchon d'Anneci***, ont été lues ainsi:

1. *Quinti Junii Tauridi anodynum ad omnes lippas*, remède anodin de Quintus Junius Tauridus, pour tous les maux d'yeux;

2. *Quinti Junii Tauridi olibanum ad suppurationes ex ovo;* onguent extrait d'œuf pour les suppurations de Quintus Junius Tauridus;

1. *Junii Tauridi crocodilia sarcocolla commis ad aspretudines;* remède composé du crocodilia et de la gomme du sarcocolla, pour les boutons ou les aspérités de la peau, par Junius Tauridus;

2. *Junii Tauridi crocodilia lepram ac cicatrices abripiens.* Crocodilia de Junius Tauridus, pour enlever les pustules et les cicatrices.

M. Denis n'a traduit aucune de ces inscriptions; Dulaure et Tôchon d'Anneci ont interprété les quatre premières.

* *Narrateur de la Meuse*, numéro du 4 février 1808, p. 83, 84.
** V. *Explication de quelques inscriptions trouvées dans les ruines de Nasium*, par Dulaure. Mémoires de l'académie celtique, t. IV, p. 104 à 114, et p. 135, 136.
*** *Dissertation sur l'inscription grecque* IACONOC ΛΥΚΙΟΝ, et *sur les pierres antiques qui servaient de cachets aux médecins oculistes.* Par Tôchon d'Anneci. Paris, Michaud, 1816; in-4° de 73 pag.; avec trois planches gravées.

Dulaure a rendu, comme on voit, *aliban* mot dépourvu de signification par *oliban*, se fondant sur ce que, dans le style lapidaire, l'*o* est souvent substitué à la première lettre de l'alphabet; il traduit *ex ovo* par *extrait de l'œuf*, parce que chez les Romains, l'œuf entrait dans la composition de plusieurs remèdes, et parce qu'on trouve dans les œuvres de Pline, un chapitre sur les propriétés de cette substance [*]. Les lettres *crocod*, rendues par *crocodilia* ne lui inspirent aucun doute, car les médecins employaient volontiers l'excrément d'un crocodile de terre pour enlever les taches et les aspérités de la peau; il pense que les syllabes *sarcoeacum* appartiennent aux mots *sarcocolla* et *commis*; *sarcocolla*, arbre médicinal dont parlent Pline et Dioscoride [**]; *Commis* pour *gummi*, gomme, *sarcocolla commis utilissima*, dit le naturaliste latin. Dulaure regarde *crodia* comme l'abrégé de *crocodilia*, remède spécialement destiné aux affections de la peau. Il n'hésite pas à traduire *lep* par *lepram*, lèpre, pustules. Pour trouver *cicatrices* au second membre de l'inscription, il réunit des syllabes que sépare un trait et suppose sans motif un *c* transporté de sa place à la fin du mot; reste *abrit* qu'il donne pour abréviation d'*abripiens* ou *abripientes* si *crocodilia* est au pluriel.

Tôchon d'Anneci propose la leçon suivante [***]:

1. *Quinti Junii Tauri anodynum ad omnem lippitudinem.*

2. *Quinti Junii Tauri dialibanum ad suppurationes, ex ovo.*

[*] Hist. nat., lib. xxix, cap. iii.
[**] Hist. nat., lib. xxiv, cap. xiv, et lib. xiii, cap. xi; Dioscorid., lib. iii, cap. xcix.
[***] V. sa dissert., p. 85.

3. *Junii Tauri crocodes sarcofacum, ad aspritudinem.*

4. *Junii Tauri crocodes dialepidos ad cicatrices et scabritias.*

1. Le mot *Tauri*, comme l'observe Tôchon étant joint au mot *Dialiban*, Dulaure les a mal séparés, et s'est trouvé dans l'obligation de voir une erreur dans *aliban* dont il a fait *oliban*. Mais n'avons-nous pas le collyre *dialibanos* ou *dialibanum* cité par Galien et Marcellus Empiricus, collyre qui tire son nom de sa propre composition *δια* avec, *λιβανος* l'encens, avec l'encens.

Il faut *lippitudo* pour lippa. Galien donne lui-même la signification de ce mot : *Exordium autem a frequentissimâ oculorum affectione sumam, quam propriè ophthalmiam, hoc est lippitudinem appellant. Est autem, velut didicistis, inflammatio tunicæ os capitis et calvariam ambientis.* (*De compos. pharmac. sec. loc. p.* 150.)

Anodynum est décrit par Nicolaüs Myrepsus dans son traité *De collyriis. Collyrium dictum Pelarion, quod etiam Antoninus, Monohemeron, et anodynon dicitur, quo usus est Apollinarius Syrus, probatum verò ab imperatore Antonino. Implet fossulas, et exterit cicatrices et dolorem mitigat.* L'auteur en donne ensuite la composition. *Nicolaüs Myrepsus,* p. 660, chap. 37 et p. 664, chap. 77.

Le mot *Dialibanum* se retrouve sur une pierre gravée du médecin oculiste *Tiberius Julius Clarus,* citée par Tôchon d'Anneci, p. 22. *Collyrium dialibano ad chamosim,* dit Alexandre de Tralles. Ce médecin donne la description du remède p. 173.

Marcellus Empiricus parle aussi du *collyrium dialibanos* et du *collyrium dialibanum.* Il se rapporte avec Alexandre de Tralles sur la manière de le préparer, et

sur son emploi, *ad suppurationes oculorum*, p. 280.
Galien en fait mention. (Method. med. lib. xiv, p. 92.)

Crocod, selon Muratori et Falconnet, est l'abréviation
de *crocodillium*; mais Wesseling et après lui Tôchon
d'Anneci veulent que *crocod* désigne le *crocodes* dont
parle Galien *, remède fabriqué avec le crocus.

Tôchon traduit *sarcoeacum* par *sarcofacum*, formé
des mots grecs σὰρξ chair et φάγο consumer. Ce *sarcofacum* se composait sans doute d'une pierre caustique qui détruisait les chairs, les excroissances. Les Grecs
appelaient σαρκοφάγος la pierre caustique qui consumait
les corps et qu'on employait pour les tombeaux, et par
extension, le médicament qui brûlait les chairs.

Ac cicatri-escabrit peut se rendre par les mots *ad
cicatrices et scrabritias oculorum*, d'après un cachet
trouvé à Mastricht (Trajectus ad Mosam), et publié par
Saxius et Tôchon d'Anneci, N° 19.

Une pierre inédite, trouvée à Nais, en 1829, gravée
en creux sur deux côtés, portait :

Q. IVN. TAVRI. DIASMVRN.

POST. INPET. LIPPIT.

IVN. TAVRI. ISOCHRYS.

AD SCABRIT. ET CLAR...OP

1. *Quinti Junii Tauri Diasmyrnes vel diasmyrrhea
post impetum lippitudinis.*

2. *Junii Tauri Isochryson ad Scabritiem et claritatem optimum.*

1. Le mot *Diasmyrnes* se rencontre dans plusieurs
inscriptions de ce genre. Il sera expliqué plus loin.

Scabrities signifie, ou la gale, ou des croûtes formées

---

* Robur autem auribus vel magis afferret iisdemque proficiet collyrium quod diaglaucium, quod glaucium recipit, vocant; præterea
diarhodon, crocodes, nardicum. *De sanitate tuendâ*, p. 100.

sur des plaies, ou des boutons qui ont suppuré, et non une ophthalmie sèche comme le veut Caylus. *Claritas* est ici pour éclaircissement de la vue. Eh bien, l'*Isochryson* de Junius Taurus rendait en même temps à la peau sa souplesse, aux yeux leur éclat et leur force. Et cependant, tel est l'ingratitude des hommes qu'il n'a trouvé place dans aucun dictionnaire. Pour la *diasmyrne*, passe encore; aucune épithète ne le recommande, mais *l'excellent Isochryson!*.. Le temps devait-il oublier ses services ? (2)

Le baron Marchant, à qui M. Denis avait donné la plupart des tablettes sigillaires tirées des fouilles de Nasium, céda les suivantes à Grivaud de la Vincelle qui les a fort bien décrites (3).

PREMIÈRE TABLETTE.

IVVI. TAVRI. DIASMYRNES
POST. INPETVM LIPPITV

IVN. TAVRI. THEODOTIVM
AD. OMNEM. LIPPITVDI

IVNI. TAVRI. AVTHEMERVMAD
EPIPHOR. ET OMNEM. LIPPITVD

IVN. TAVRI. PENICILLEM
AD. OMNEM. LIPPITVD

Il faut lire :

1. *Junii Tauri Diasmyrnes post impetum lippitudinis;*

2. *Junii Tauri Theodotium ad omnem lippitudinem;*

3. *Junii Tauri Authemerum ad epiphoram et omnem lippitudinem;*

4. Junii Tauri penicillem ad omnem lippitudinem*.

Le mot *diasmyrnes*, composé de *dia*, avec, et de
Smyrnes pour *Smyrnum*, vient sans doute du substantif Σμυρνα, myrrhe; il indique, selon toute apparence,
un collyre détersif où entrait une certaine quantité de
cette gomme résine. On l'employait, après les accidents
inflammatoires, après l'apparition de la chassie et des hu-
meurs, c'est-à-dire quand le travail de secrétion succédait
à la sécheresse, à l'aridité qui signale la période d'excita-
tion; *post inpetum lippitudinis.* (*Inpetum* est ici pour
impetum.) L'oculiste Calenus employait le *diasmyrnes* au
dernier degré de l'ophthalmie, lorsque l'irritation dimi-
nuait. *Se. Po. Caleni diasmyrnes ad sedatas lippitudines,*
porte une pierre sigillaire trouvée en 1767 à Beauvais.

Theodotium, qu'on peut rendre par Θεοδοσιος, remède
divin, ou Θεοδοτιον, préparation de sulfate de fer natif,
servait comme le *diasmyrnes*, à déterger les yeux de
l'humeur qui s'y portait. Cet arcane devait produire un
effet merveilleux; c'était probablement quelque eau divine, quelque liqueur à la sultane, préconisée par le
charlatanisme ou jouissant d'une réputation bien méritée.

L'*authemerum* mis ici pour *anthemerum*, composé
d'Ανθέω fleurir et d'Ήμέρος doux, était un collyre adoucissant, composé de fleurs émollientes, et non de ca-
momille, comme le dit Grivaud de la Vincelle. On l'employait contre toute espèce d'ophthalmie, *omnis lippitudo;*
mais surtout contre l'*epiphora*, inflammation, phlegmasie
des paupières accompagnée de larmoiement.

Ces divers remèdes étaient appliqués comme aujour-
d'hui, sur la partie malade, au moyen de plumaceaux,

---

* Cette traduction, adoptée par Grivaud de la Vincelle, lui avait été
communiquée par le baron Marchant.

de bourdonnets, de tentes et de pinceaux formés de linge fin, blanc de lessive, et de charpie. Le *penicillem* gravé pour *penicillum*, signifie tout cela (4).

DEUXIÈME TABLETTE.

LCLMARTINIDIAP

SORIC. AD CALIGIN

Q. IVN. TAVRI STACT. AD

SCABRITIEM. E CLAR †

LCLMARTINIEVOD

ES. ADASPRITVDIN

Lucii Claudii Martini diapsoricum ad caligines ;

Quinti Junii Tauri stactum ad scabritiem et claritatem ;

Lucii Claudii Martini evodes ad aspritudines.

Le mot *Diapsoricum* embarrassa Grivaud de la Vincelle ; il ne nous embarrasse pas moins, car ψωρα signifie gale ; et les anciens appelaient *Psorophthalmia* une ophthalmie galeuse. Cependant, on lit sur une petite tablette trouvée à Nîmes, et citée par Tôchon, p. 67, le mot *Psoricum :* ce serait donc, dit la Vincelle, le nom générique d'une composition ou d'un onguent qu'Actuarius a plusieurs fois cité sous le nom de *Psoricum Aridum,* etc. D'autres auteurs en ont également fait mention. Le Diapsoricum était sans doute un collyre dans lequel on avait étendu l'*Unguentum Psoricum ,* et qui servait à éclaircir la vue nébuleuse, ou *caligo.* V. Plinii lib. XVIII.

Nous avons dit plus haut ce que les Romains entendaient par *Scabrities. L'Isochryson* et le *Stactum* étaient employés, comme on voit, dans les mêmes circonstances ; *ad scabritiem et claritatem.*

Le mot *claritas* ne saurait être rendu par éclaircisse-

ment de la vue, selon l'interprétation de Grivaud de
la Vincelle ; car eût-on jamais cherché à combattre, par
des remèdes, un avantage de cette nature. Sans doute,
il s'agit ici des éblouissements ou des phénomènes de la
nyctalopie auxquels on remédiait en appliquant le *stactum*
qui faisait contracter la pupille. A la rigueur on pourrait
encore interpréter l'action *ad claritatem*, en disant que
le *stactum* servait à enlever les taies qui se formaient
sur les yeux, ainsi que certaines rugosités de la peau ;
le malade était alors rendu à la lumière, *ad claritatem* (5).

L'*evodes* de Cl. Martinus, expression dérivée sans doute
d'Ε'νεσ͂ης, qui répand une bonne odeur, constituait une
liqueur odoriférante, dessicative, qui servait à la fois de
cosmétique et de remède. Ce pouvait être aussi une substance épilatoire, car les gallo-romains ne se faisaient pas
faute d'en user. Le mot *evodes* existe sur une tablette
trouvée à Lyon, publiée dans plusieurs ouvrages et citée
par Tôchon d'Anneci, p. 65 et 66, Nos xiv, xv.

La tablette que nous venons de décrire porte les noms
de Q. Junius Taurus et de L. Claudius Martinus ; par-
ticularité d'autant plus remarquable que, sur environ
quarante monuments du même genre, il ne s'en trouve
que deux exemples, l'un sur notre tablette, l'autre sur
celle découverte à Bavay.

« Mettait-on dans les pharmacies, sur les vases qui
contenaient les médicaments, non-seulement le nom du
pharmacopole qui les débitait, mais encore celui du
médecin qui en avait composé d'une efficacité reconnue ?
Dans cette supposition Martinus aurait été un oculiste
renommé, auteur des baumes et des collyres que le
pharmacien Taurus débitait à Nasium. Peut-être aussi ce
Martinus n'était-il que le successeur de Taurus, dans la

boutique duquel il avait trouvé des tablettes déjà gravées et qu'il avait continué d'employer, changements faciles sur une pierre tendre comme la steatite.

» Ce qui nous confirmerait dans notre premier senti-ment, que les noms du médecin se trouvent comme ceux du pharmacien sur les tablettes sigillaires dont il s'agit, c'est que sur celle de Bavay on lit :

C. Juli Flori Basilium ad chemosim.

L. Sil. Barbari Palliadi ad oculorum (Vulnera).

» Le Basilium (onguent royal) était employé par Florus à guérir le chémosis, et Barbarus Palliadus s'en servait comme d'un spécifique propre à cicatriser les plaies de cette même partie. » (Grivaud de la Vincelle, ouv. cité.)

TROISIÈME TABLETTE.

Q. IVN. TAVRI FLOGIVM.

ADGEN AS ET. CLARITAT.

Q. IVN. TAVRI STAC

TVM DELACRIM.

1. *Quinti Juni Tauri Flogium ad genas et clari-tatem;*

2. *Quinti Juni Tauri stractum delacrymatorium.*

Le flogium de Junius Taurus était-il un cosmétique pour entretenir la fraîcheur du teint et l'éclat des yeux, ou bien une pommade, une eau distillée, une mixture éclaircissant la vue, guérissant les fluxions ou les gerçures du visage ? Si le mot *gena* est employé ici dans le sens donné par Cicéron, il désigne les joues ; il signifie, au contraire, la paupière supérieure, si l'on s'arrête à la pensée de Pline. Dans ce dernier cas, le flogium aurait pu servir à combattre la procidence du muscle palpébral.

Les mots qui avoisinent *flogium* ou *phlogium*, dans le

16

dictionnaire, sont *flogites*, *phloginos*, pierre brillante à laquelle les médecins de l'antiquité accordaient une propriété astringente. Etait-ce une hématite, une marcascite, un grenat ?

Le baron Marchant a fait de *flogium* la contraction de *florilegium*, et l'a traduit par eau de mille fleurs. D'autres ont pensé que *phlogium* pouvait signifier une dissolution de *phloginos*, pierre brillante dont parle Pline (lib. xxxvii, *gemm. de simpl. med.*)[*] Grivaud de la Vincelle[**] pense qu'il s'agit ici d'une préparation de *viola rubescens*, *phlox* de Pline, l'F se trouvant employé pour PH, comme cela se voit fréquemment dans le style lapidaire de l'époque. *Flogium* pourrait dériver aussi de φλος flamme ou de φλογιον, flammêche[***].

Grivaud de la Vincelle explique la seconde ligne de la troisième tablette, par *stactum delacrymatorium*, quoiqu'il y ait eu d'autres leçons, telles que *stactum delacrymatum*. Cet auteur croit qu'il s'agit d'un baume ou d'un collyre propre à guérir le larmoiement involontaire ou la fistule lacrymale. Pline indique des collyres de ce genre en usage dans les cas d'obstruction des points lacrymaux[****]. Marchant et M. Denis pensent, au contraire, que le *stactum delacrymatorium* provoquait les larmes et pouvait servir aux pleureuses publiques dans les cérémonies funèbres. Quoi qu'il en soit des propriétés réelles ou imaginaires du *stactum*, nous devons admettre que, sous cette dénomination officinale, les pharmaciens rangeaient plusieurs baumes plus ou moins toniques et astringents, dont les propriétés se trouvent spécialisées

[*] Journal de la Meuse, 1808, p. 402.
[**] Ouvr. cité.
[***] Id.
[****] V. Hist. nat., lib. xx, xxiv, xxxiv.

dans les inscriptions par des adjectifs, tels que *opobal-samatum*, *delacrymatorium*, etc.

Voici quatre inscriptions du même genre que les précédentes, gravées sur les faces latérales d'une petite pierre carrée de couleur vert-gris, trouvée en 1808 à Nasium dans l'emplacement d'une ancienne fabrique de poterie. Grivaud de la Vincelle et Tôchon d'Anneci, n'en parlent pas.

LIVNIPHILINIDIAM

ISVSADDIADIATHETOL

LIVNIPHILINIDIALE

PIDOSADASPBTECICAT

LIVNIPHILINISTAC

TVMOPOBADCLARIT

LIVNIPHILINIDIAPSO

RICVMADGENSCISTECL

Ces inscriptions, soumises à Dulaure, le 14 mars 1808, n'ont pu être déchiffrées par lui. (Narrateur de la Meuse, p. 194). On peut les rendre de la manière suivante :

1. *Lucii Junii Philini diapasma mistum usitatum ad diapedesim diathesim tollendam ;*

2. *Lucii Junii Philini diapasma lepidosarcomates ad aspritudines et cicatrices ;*

3. *Lucii Junii Philini stactum opobalsamicum ad claritatem*

4. *Lucii Junii Philini diapasma psoricum ad genas scissas et clavos.*

Pommade de Lucius Junius Philinus, composition usitée pour faire cesser la tendance aux hémorrhagies (*mistura usitata*).

Pommade de Lucius Junius Philinus, propre à enlever, à adoucir les aspérités, les rides ou les cicatrices.

Gouttes apobalsamiques de myrrhe, distillées par Lucius Junius Philinus, pour éclaircir la vue.

Pommade antipsorique de Lucius Junius Philinus, propre à guérir les gerçures des joues, et les clous ou furoncles.

Une tablette oblongue (Pl. VII), en steatite opaque, de couleur verdâtre, n'ayant la forme d'aucune des pierres sigillaires trouvées jusqu'alors, fut tirée en 1830 des ruines de Nasium, et recueillie par M. Denis, qui a bien voulu me la faire connaître *. Elle offre deux centimètres et demi d'épaisseur sur cinq et demi de hauteur, et sept en largeur. Trois de ses tranches sont gravées en caractères d'un mauvais style, et peu lisibles, tandis que la tête d'Esculape, qui occupe un des rebords, indique le faire d'un artiste intelligent. Ces caractères, au reste, ne paraissent pas avoir été tous gravés à la même époque, car le mot PSORI se présente avec des lettres disposées en sens contraire des deux autres lignes opposées; qu'on traduit par STACTV | GLY.... PTI, c'est-à-dire, *stactum glycyrrhisonum* ou *glycysideum ptilose*, baume de myrte avec mixtion de réglisse ou de pivoine; *stactum psoricum*, baume préparé contre les éruptions de la peau. Nul doute que, dans l'esprit du graveur, *stactum* devait se placer tour à tour devant GLY, PTI et PSORI.

Glycyrrhison désigne la réglisse; *Glycyside* la pivoine; *Ptilosis*, du grec *ptilos*, indique une affection du bord des paupières. Les auteurs anciens emploient fréquemment l'adjectif *psoricum* ou *diapsoricum*, pour désigner les affections propres à la surface cutanée, les dartres, la gale, la teigne, etc.

* Cet estimable antiquaire a parlé de la tablette en question dans le *Narrateur de la Meuse* du 24 juin 1830.

Celsus, Scribonius Largus*, Pline, Actuarius**, Dioscoride***, Galien, Marcellus Empiricus****, parlent de ce remède avec assez de détails.

Diapsoricum ad caliginem et aspritudinem oculorum, dit Scribonius Largus ; *Psoricum Aridum ad majores oculi angulos erosos ;..... Ælii Psoricum,* dit Actuarius. Marcellus Empiricus, donne la description du psoricum, qu'il appelle aussi *stratioticum,* et ajoute : *Ut auctori ejus remedii de experimento credamus, duodecim annorum cœco intrà dies viginti Visum restituisse se dicit ;* si l'on en croit l'auteur de ce remède, il a rendu, au bout de vingt jours, la vue à une personne qui était aveugle depuis douze ans.

Nous avons bien lieu de regretter que le monument sigillaire, à tête d'Esculape, soit sorti de la province pour enrichir le musée de Vienne (Autriche). Nul autre, peut-être, ne viendra le remplacer.

Le 18 avril 1606, on a trouvé dans les ruines de Mandeure une pierre sigillaire, décrite sans beaucoup de succès par le naturaliste Jean Bauhin (6), publiée depuis par Muratori, Caylus, Walchius, Saxius, Févret de Saint-Mémin*****, Tôchon d'Anneci******, et reproduite dans les *Mémoires et documents inédits pour servir à l'histoire de la Franche-Comté,* t. 1, p. 158. Conservée au château de Montbéliard, par le duc Fréderic de Wurtemberg, elle fut donnée à l'illustre Schœpflin,

* *Facit hoc collyrium benè quod psoricum dicitur,* p. 32.
** Chapitre *De affectione oculorum,* chap. v.
*** Ch. viii.
**** Livre v, chap. cxvi.
***** Mémoires de la commission départementale d'antiquités de la Côte-d'Or.
****** Il la désigne sous le nom de *lapis Epamduodorensis.*

et devint ensuite la propriété de la ville de Strasbourg. Ses inscriptions se présentent ainsi :

```
              C SVLLP  HYPNI  ST
              ACTVM  OPOB  ADCL

  HYPNI COENON                    HYPNI CROCOD
  AD CLARITATEM                   ALEPI D AD ASPR

              AD SVPPVRATIONEM
              HYPNI LISIPONVM
```

1. *Caii Sulpicii hypni stactum opobalsamatum ad claritatem ;*

2. *Hypni crocodes dialepidium ad aspritudines ;*

3. *Hypni lysiponium ad suppurationem ;*

4. *Hypni coenon ad claritatem.*

Il s'agit, comme on voit, de quatre remèdes employés par *Caius Sulpitius Hypnus.* Nous connaissons le *stactum* ; le *crocodes* ou *crocodeum* indique une préparation safranée ou un médicament dans lequel entrait de la fiente de crocodyle de terre. Le *dialepidum* ou *dialepidotium* fait supposer qu'il y avait de la poudre d'écailles de poisson jointe au crocodes, pour enlever les aspérités, les rugosités de la peau. Lucius Caemus Paternus avait aussi inventé un *crocodes ad aspritudines.* (Tablette des jésuites de Lyon déjà citée.)

Le *lysiponium* devait être une pommade légèrement dessicative, destinée à diminuer la suppuration et à préparer la cicatrisation des plaies.

Le *coenon* achevait la guérison des ophthalmies,

rongeait les taies de la conjonctive, fortifiait la vue, etc. C'était un remède *ad claritatem*, collyre sec ou liquide.

Sous la dénomination de *lapis vesontinus*, Tôchon d'Anneci a reproduit quatre inscriptions sigillaires déjà données par Caylus, Dunod, Walchius et Saxius. Ces inscriptions, sont ainsi conçues :

L. SACCI MENANDR. CHELIDONIM AD CA.

L. SACCI MENANDR. MELINVM. DELACR.

L. SACCI MENANDRI THALASSEROS DELAC.

L. SACCI MENAN. DIASPHORIC. AD SC.

1. *Lucii Sacci Menandri Chelidonium ad caligines;*
2. **L. S.** *Menandri Melinum delacrymatorium;*
3. **L. S.** *Menandri thalasseros delacrymatorium;*
4. **L. S.** *Menandri diasphoricum ad scabritiem.*

Tout cela s'entend avec facilité. Le *chelidonium* était un onguent ou une pommade, formé avec la petite chélidoine (*chelidium*) ou scrofulaire de Pline. Il guérissait les gerçures de la peau et le caligo.

Le *melinum*, composé, selon le naturaliste romain, avec une espèce d'alun tiré de l'île de Melos, s'employait comme styptique et astringent, contre le larmoiement involontaire.

Le *thalasseros*, collyre liquide auquel l'eau de mer et l'eau de pluie servaient de véhicule, se prescrivait aussi dans les cas d'atonie du muscle palpébral, ou d'engorgement du canal et des points lacrimaux. On peut consulter Marcellus Empiricus sur les propriétés merveilleuses du collyre *delacrymatorium*, p. 281 ; et Galien sur le collyre *thalasseros* ou *thalasserum*, p. 116.

Le *diasphoricum* jouissait, comme les remèdes précédents, d'une vertu tonique et résolutive.

Nous remarquerons en passant, que le nom de Ménandre, porté par l'oculiste Bisontin, est historique. Etait-ce le chef même de la secte des méthodistes, le père de Soranus d'Ephèse, ou l'un de ses disciples?

Voici une inscription trouvée en 1732, à Besançon, dans les fondations de l'église de Saint-Pierre. Elle fut donnée par Dunod, Muratori, Caylus, Walchius, Saxius, Baverel *, Tôchon d'Anneci, et reproduite dans les mémoires pour servir à l'histoire de la Franche-Comté, t. 1, p. 159 :

G SAT SABINIA

NI DIACHERALE

Cette inscription, gravée en deux lignes parallèles, se lisait, comme les précédentes, sur une pierre (*lapis Vesontinus*) longue de 0^m,108, large de 0^m,047, épaisse de 0^m,009.

Il s'agit d'un oculiste appelé *Sabinianus,* et du collyre *diacherale,* qu'on préparait, selon Falconet, avec la cendre brûlée du hérisson mêlée à du miel. C'était, par conséquent, un remède légèrement astringent, puisque la cendre, quelle qu'elle soit, contient toujours de la potasse.

Avant de terminer ce que nous avions à dire sur les monuments sigillaires des médecins gallo-romains fixés dans nos contrées, nous rappellerons les images gravées qu'on ajoutait quelquefois aux caractères alphabétiques des inscriptions. Ainsi, parmi les nôtres, se trouvent la tête d'Esculape, des plantes, une feuille, un fruit et une croix, La tête du dieu de la médecine se conçoit, la plante libératrice également, mais la croix que fait-elle ici? Serait-elle déjà un symbole de salut? Il faudrait admettre dès lors, l'introduction des idées chrétiennes dans le nord-est des Gaules bien avant la chûte de Nasium, sous Julien

* Recueil d'inscriptions antiques.

l'Apostat. Quoi qu'il en soit, les symboles précités appartenaient sans doute à plusieurs officines différentes.

En 1829, on m'envoya de Toul une bouteille en terre d'un grain rouge, large à sa base, effilée à son col, pouvant contenir un litre de liquide, bouteille dans laquelle se trouvaient quelques résidus desséchés de matières végétales, et dont le ventre présentait le mot grec Δοδρα. Je ne doutai pas un instant que ce ne fût un vase destiné à contenir la célèbre potion Dodra, et je me rappelai ces deux vers du poète Ausone :

> Dodra vocor. Quâ causâ? novem species gero. Quæ sunt?
> Jus, aqua, mel, vinum, panis, piper, herba, oléum, sal.

Je me nomme Dodra. Pourquoi? parce que je suis composée de neuf choses. Quelles sont-elles? Du jus, de l'eau, du miel, du vin, du pain, du poivre, de l'herbe, de l'huile et du sel.

> Δόδρα πόδος και αριθμὸς ἔχω μέλι, οἶνον, ἔλαιον,
> ἄρτον, ἅλας, βοτάνην, ζωμὸν, ὕδορ, πίπερι.

Indépendamment des inscriptions précitées, M. Marchant en possédait quelques autres trouvées à Nasium, et qui n'appartenaient pas à l'officine d'un médecin oculiste. Nous ne savons aujourd'hui ce qu'elles sont devenues. On lisait, par exemple, sur un *pocillum*, petit vase, les lettres grecques διακ.δ..ν qui ne peuvent signifier que διακοδέων, dont les latins ont fait *diacodion*, et les français *diacode*, remède soporatif composé avec des têtes de pavot. Sur un autre vase étaient les mots : PSILOT... POT qu'on peut traduire par *psilothri potus* ou *potio*, boisson ou potion de coulevrée blanche. Le substantif *psilothrum*, dérivé du grec φλωτρόν désignait aussi un médicament propre à faire tomber les poils.

17

- A défaut de vases à la Médicis en fine porcelaine, de bocaux en cristal, d'étiquettes dorées et de tout le *jucundum* des pharmacies modernes, les modestes officines romaines du nord-est des Gaules, avaient des peintures à fresque qui représentaient, comme dans les temples d'Esculape et d'Apollon, les bienfaits de la médecine ou des allégories consolantes pour celui qui souffre. Entre autres choses, je me rappelle avoir vu dans des débris sortis des ruines de Scarpone, un homme nu dont la jambe droite était entourée de bandelettes, et au-dessus de laquelle un serpent se tenait suspendu. Ce devait être Esculape représenté sous la figure d'un reptile, et la fresque me parut un ex-voto de quelque malade reconnaissant.

Je désire, Monsieur, que dans cette longue nomenclature d'inscriptions et de remèdes, vous trouviez des faits propres à vous intéresser.

Sans leur donner plus d'importance qu'ils n'en méritent, j'ai voulu vous les soumettre, parce qu'au savant traducteur d'Hippocrate doit appartenir désormais l'initiative des questions à résoudre sur l'archéologie médicale.

Veuillez agréer, etc.

NOTES.

(1) Cette pierre, polie, couleur d'ardoise, est un carré de $0^m,041$ de côté et de $0^m,007$ d'épaisseur ; les quatre tranches portent des caractères latins gravés en creux. Ces caractères sont nets, bien conservés, et portent deux lignes sur chaque tranche.

Voici les quatre inscriptions :

L. ANTONI. EPICTETI
DIALEPIDOS AD. DIA.

L. ANTONI. EPICTETI
DIAMYSIOS AD. G.

L. ANTONI. EPICTETI
STACTVM AD. CLA.

L. ANTONI. EPICTETI
DIARODON AD. IMP.

Cette pierre doit être le cachet d'un pharmacien de l'ancienne Bavai, nommé LVCIVS ANTONIVS EPICTETVS, qui imprimait son nom et ceux des drogues de son officine sur les vases ou enveloppes qui les contenaient.

Les abréviations qui terminent les inscriptions désignent sans doute les maux pour lesquels les remèdes étaient composés, d'autant plus qu'elles sont toutes précédées de la préposition *ad*, qui peut signifier ici, *contre*.

(2) *Dyasmyrnes* se retrouve sur une pierre sigillaire, publiée par Tôchon d'Anneci, sous le nom de *lapis Divionensis* (pierre de Dijon).

M. IVL. CHARITONIS. ISOCHRYS. AD CLAR.

M. IVL. CHARITONIS DIAPSA... *

M. IVL. CHARITONIS DIARHOD. AD FERY.

M. IVL. CHARITONIS DIASMYRN... D. E. **

Publ. par Sc. Maffei, Muratori, Caylus, Walchius, Saxius.

(3) *Recueil de monuments antiques, la plupart inédits et découverts dans l'ancienne Gaule,* ouvrage enrichi de cartes et planches en taille-douce, qui peut faire suite aux Recueils du comte de Caylus et de la Sauvagère. 1817 ; Paris, Treuttel et Wurtz. 2 vol. in-4°, t. II, p. 279 à 289. Pl. XXXVI.

Grivaud est un des antiquaires de l'époque, dont les traductions d'inscriptions sont le plus satisfaisantes. Il ne force pas le sens, et l'on peut le prendre pour guide avec une certitude presque entière. Étranger à la médecine, il a commis peu d'erreurs dans l'explication des pierres sigillaires qu'il rapporte.

(4) M. Denis a donné, d'après le baron Marchant, dans le Narrateur de la Meuse du 18 juin 1808, p. 401, quelques explications sur *Penicillum, Anthemorum, Theodotium* et *Diasmyrnes;* elles se rapprochent des nôtres et en diffèrent sous quelques rapports.

(5) On trouve dans Caylus (Recueil d'Antiq.), t. Ier, p. 225), l'inscription sigillaire suivante :

Quintiliani stactum ad claritatem.

Sur la pierre de Beauvais, on lisait :

...... *Stactum obobals. ad.* c'est-à-dire, *stactum opobalsamatum ad cicatrices.*

Sur une tablette conservée jadis dans le cabinet des jésuites de Lyon, se trouvait l'inscription : *L. Caemi Paterni stacton* (pour stactum) *ad caliginem scabritiem et claritatem.*

Dioscoride (lib. I, cap. LXXIII) parle d'une préparation faite avec la myrrhe à laquelle il donne le nom de Σταχτον, de Στάχτος, qui tombe goutte à goutte. Ce serait alors un baume distillé ; mais il ne pouvait avoir qu'une propriété tonique, astringente ou détersive, si d'autres substances n'y étaient pas jointes.

---

* Il faut lire *diopso* pour *diapsorium.*

** Il faut peut-être lire *ad. e.* ad Epiphoras.

(6) Voici la lettre écrite en cette occasion, par Jean Bauhin, au duc de Wurtemberg ;

« Lapis hic delineatus, quem Illust. Tuæ Cels. mittit egregius vir
» D. Guillelmus Duvernoy, scriba in senatu civium urbis T. C. Montbel-
» gardensis, repertus est anno restitutionis mundi 1606, mensis aprilis 18,
» inter rudera tui Épamanduoduri sive *Mandeure,* qui sanè meretur
» propter antiquitatem, ut reservatur in thesauro T. C. rerum variarum
» et mirabilium cumulatiss. ex omnibus partibus orbis coacervato. Is
» lapis est magnitudinis per iconem propositæ, quadratus, spissitudinis
» etiam quam demonstrat icon ut duæ lineæ litterarum secundum la-
» tera sint inscriptæ. Lapidis autem substantia non admodùm dura,
» est optima coticula pro acuendis subtilibus cultellis pennariis; color
» ei cinereus, qui tingitur affigando aureum aut argentum. Litteræ in
» toto circuitu ascripta sunt romanæ sive latinæ benè formatæ, sculptæ
» inverto ordine ac eo modo quo parantur sigilla, quæ difficulter legi
» possunt, nisi ceræ aut argillæ aut gypso imprimantur : quod ubi fit
» apparent quales in icone secundà proponuntur. Principium nondùm
» certo adnimadvertimus, nec etiam quid denotent, denotent, nec quis
» fuerit usus. Basileæ neminem invenimus qui nobis potuerit interpre-
» tari ; fortè Ds Dr Oswaldus Gabelckoverus *, qui antiquitatibus de-
» lectatur, lucem adferre poterit. Audio Heidelbergæ esse professorem
» antiquitatibus valdè addictum et peritum iis. Observo pleraque verba
» esse græca latinis litteris scripta, quæ medica videntur. »

*Bauhin place ici le dessin du cachet et ajoute l'interprétation sui-
vante :*

C. SVLP. Quærendum an aliquis consul romanus.

HYPNI. Græce denotat somnum.

STACTVM. Sive stacte. Græcis est pretiosus myrrhæ liquor.

OPOB. Opobalsamum græce est excellentiss. liquor balsami.

AD.

CL. Claritatem.

HYPNI. Somnus.

CROCODDI.

ALEPIDADASPRI.

HYPNI LISIPONVM. Somni solvens dolorem.

AD SVPPVRATION.

HYPNI COENON. somni communio.

AD CLARITATEM.

* Médecin, historiographe et antiquaire de Stuttgard, mort dans cette ville en 1616.

Quidam existimant fuisse sigillum, quibus Sulpitius monebat diverso modo suam amasiam de suâ voluntate. Quidam alii putant amuletum esse adversus aliquos morbos

ILL. T. C.

humillimus servus et medicus,

J. BAUHINUS, D.

Bauhin, comme on voit, n'a pas été très-heureux dans son interprétation. Sa lettre, publiée par M. Duvernoy, ancien bibliothécaire à Montbéliard, se trouve dans l'opuscule intitulé : *Notices sur quelques médecins, naturalistes et agronomes nés ou établis à Montbéliard dès le seizième siècle.* Besançon, impr. de Charles Deis, 1835 ; page 22 et suivantes.

En terminant mon opuscule, je reçus de Paris la *Lettre à M. Hase sur une inscription latine du second siècle, trouvée à Bourbonne-lès-Bains, le 6 janvier 1833, et sur l'histoire de cette ville ; par Jules Berger de Xivrey.* Paris. Aimé-André, in-8° 1833. L'inscription découverte par ce savant assigne dans l'olympe gallo-romain, un rang définitif à *Borvonus* et *Damona*. Aussi je n'hésite point à lire avec lui, sur l'ancien monument : *Borvoni, Tamonæ C. Jatinius Romanus Ingenuus pro salute Cocillæ filiæ. Ex voto.* Sur le nouveau : *Deo Apollini Borvoni et Damonæ C. Daminius Ferox, civis Lingonus, ex voto.*

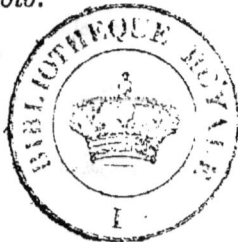

1

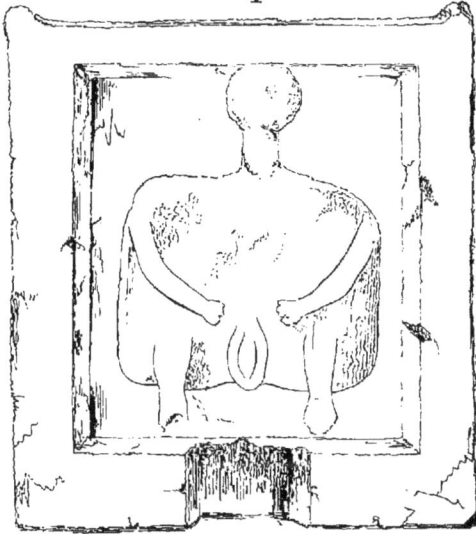

2.

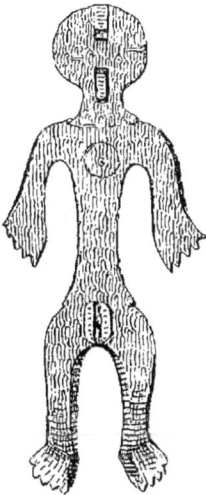

3.

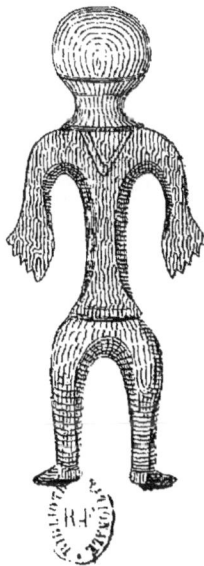

Lith. de Nouvian à metz.

1.

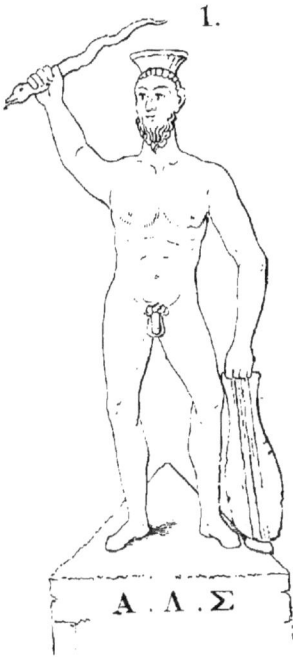

A . Λ . Σ

2.

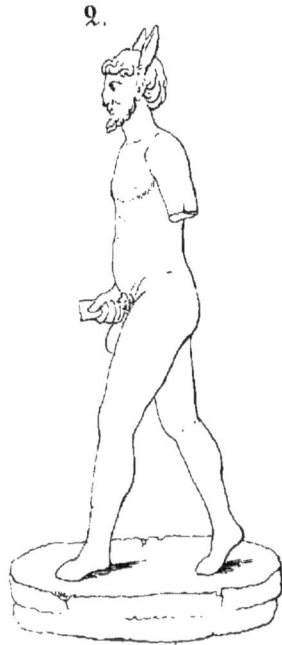

3.

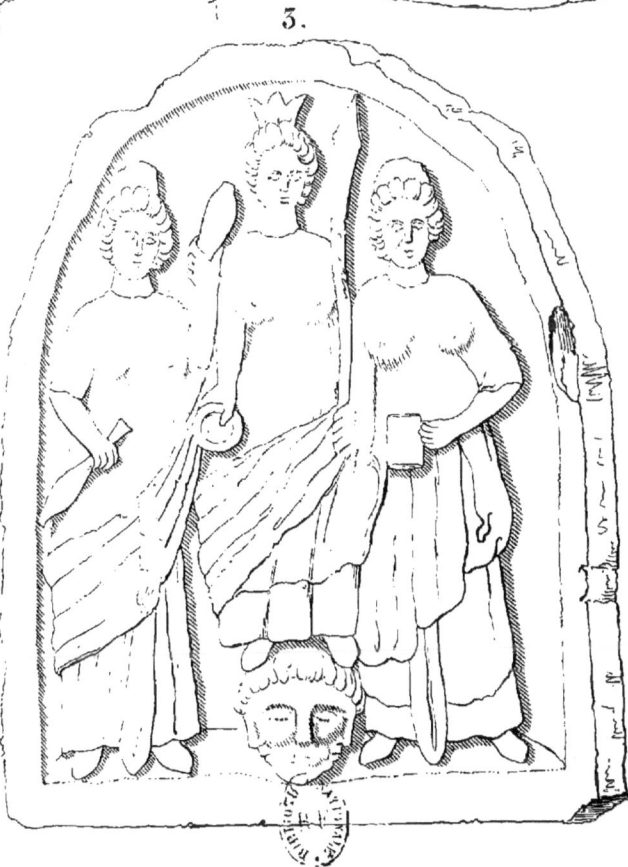

Lith. Nourian a metz.

1.

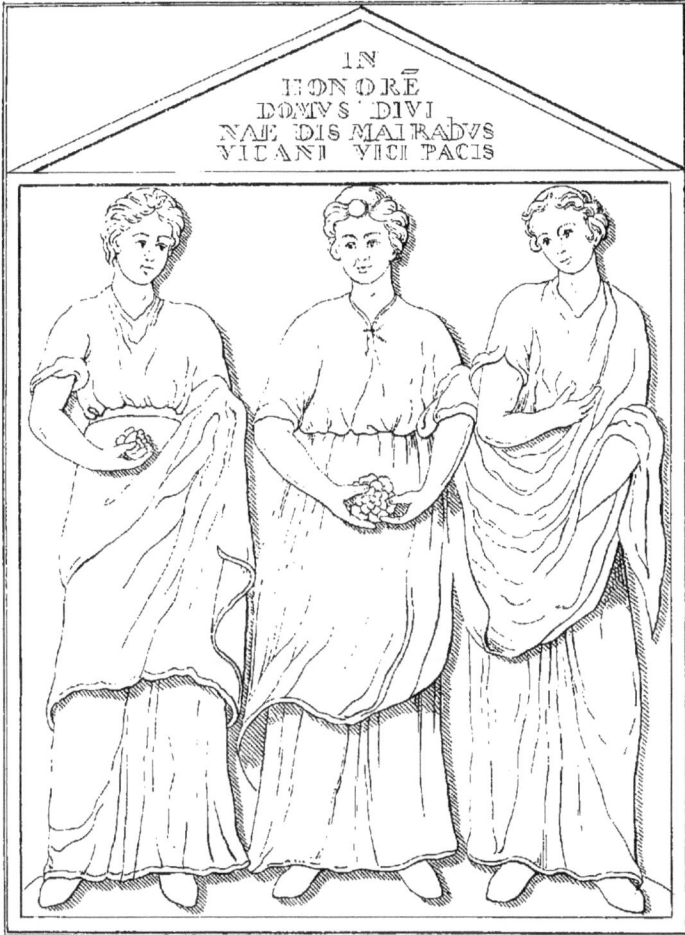

IN
HONORĒ
DOMVS DIVI
NAE DIS MAIRABVS
VICANI VICI PACIS

2.

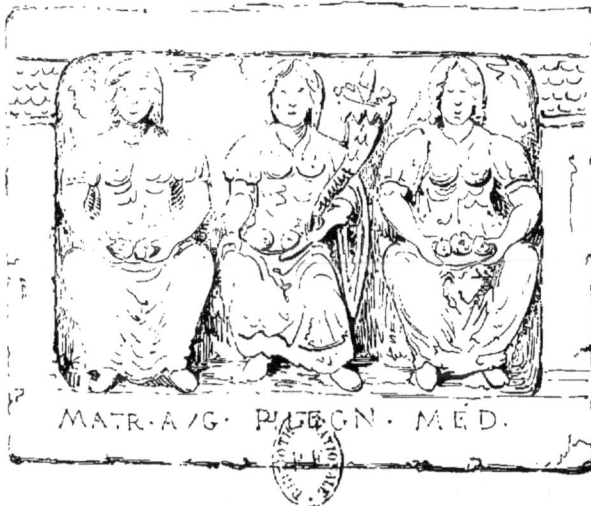

MATR·AVG· PIRGN· MED.

1.

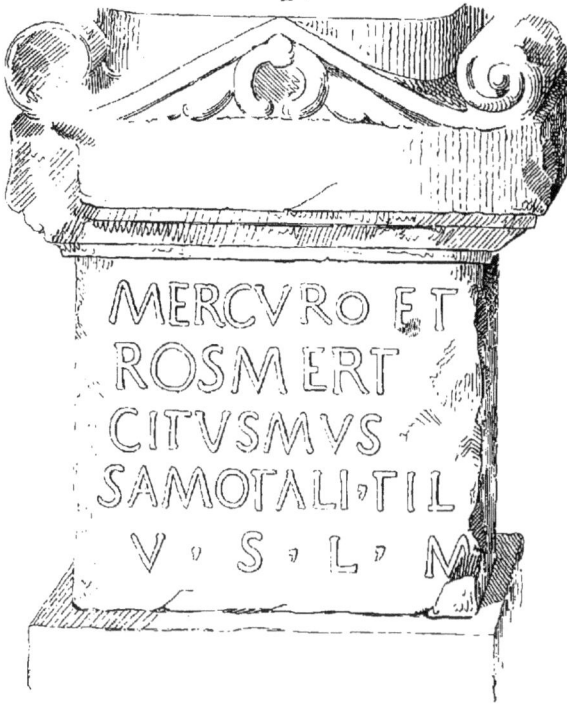

MERCVRo ET
ROSMERT
CITVSMVS
SAMOTALI·TIL
V · S · L · M

2.

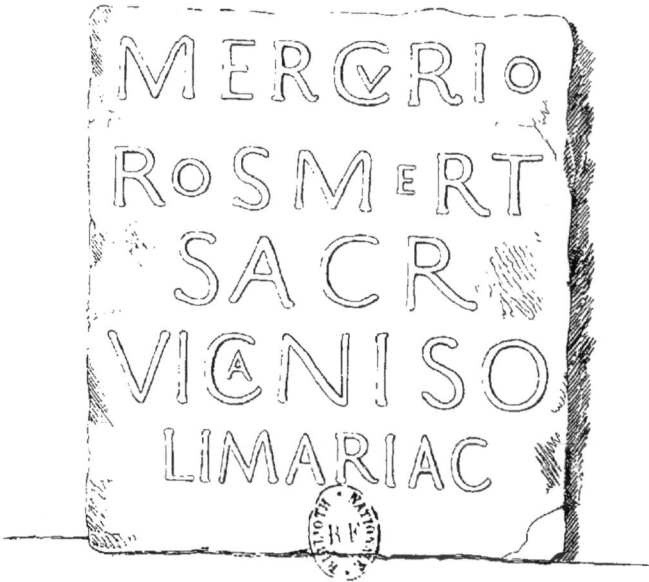

MERCVRIO
RoSMERT
SACR
VICNISO
LIMARIAC

Pl. V.

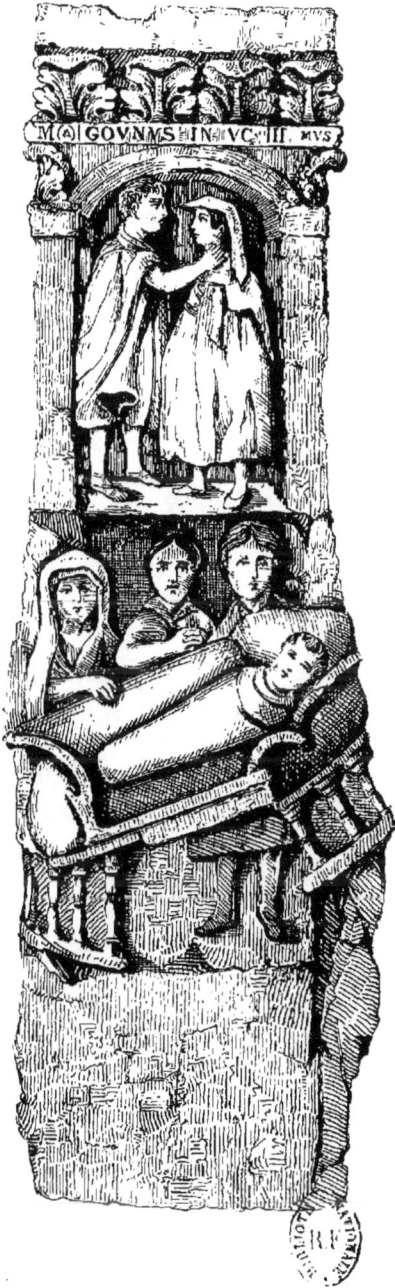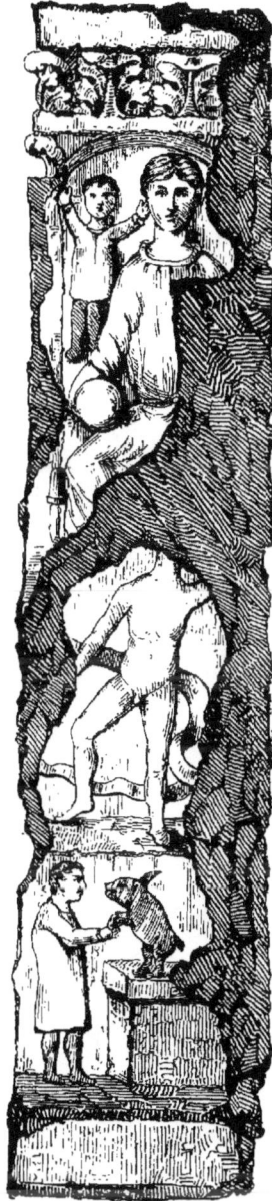

M·⊙·GOVNMS·IN·VC·II·MVS

Pl. V. bis

Télesphore & Médaille
des Triumvirs de la santé.

1

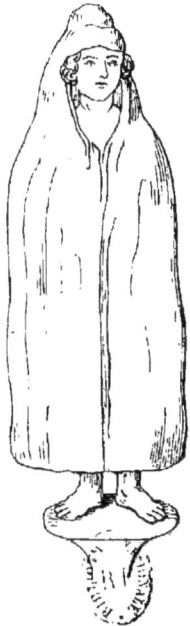

2

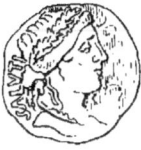

2

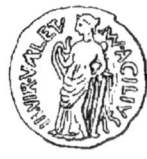

Inscription trouvée
au Hiéraple.

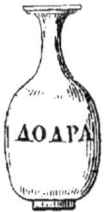

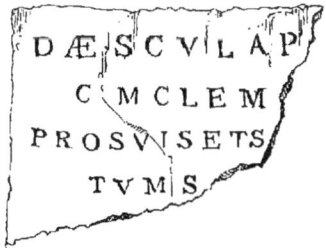

Lith. de Verronnais, à Metz.

Pl. VI.

Monument d'Epona.

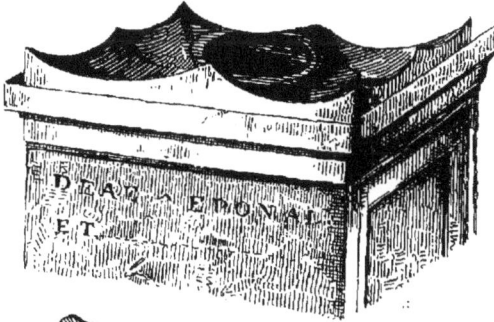

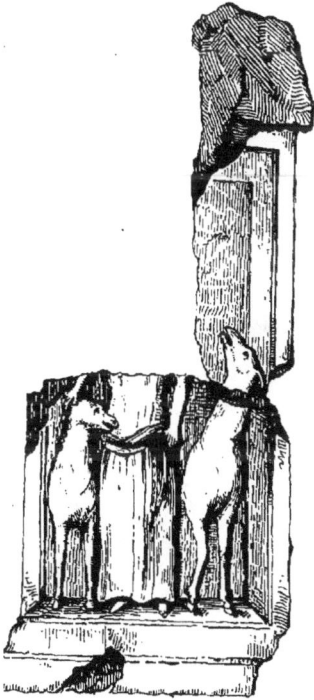

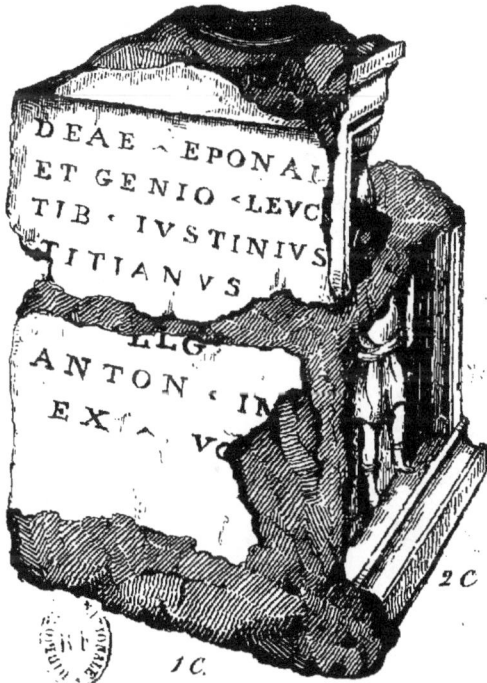

3 C.

1 C.

2 C.

Lith. de Verronnais, à Metz.

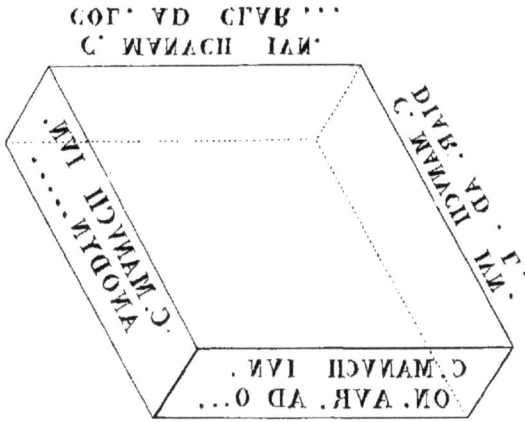

N.º 3.

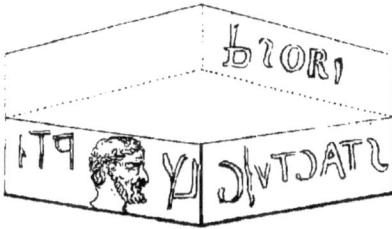

N.º 2.

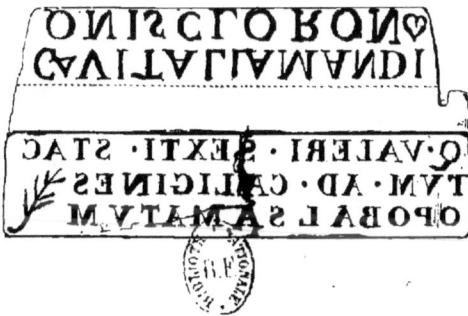

Pl. VIII.

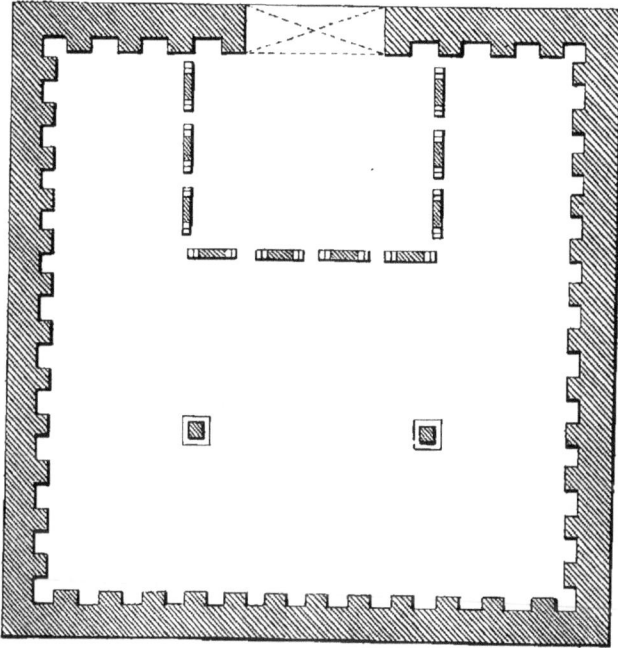

Laconium de Bouxviller.

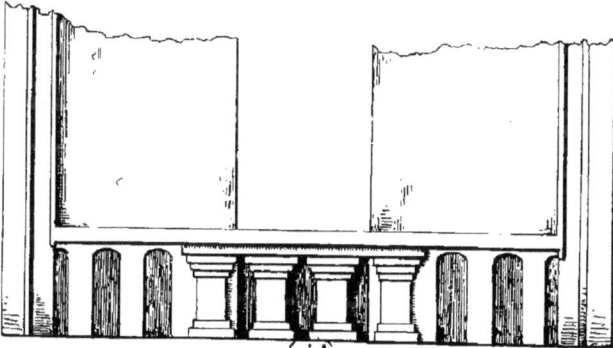

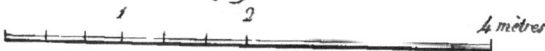

1 2 4 mètres

Lith. de Verronnais, à Metz.

www.ingramcontent.com/pod-product-compliance
Lightning Source LLC
Chambersburg PA
CBHW071900200326
41519CB00016B/4476